COLLECTION MÉDICALE

Volumes in-12 cart. à l'angl., à 4 fr. et à 3 fr.

Hygiène de l'Alimentation dans l'état de santé et de maladie par le Dr J. LAUMONIER. 1 vol. in-12, avec gravures.   4 fr.

L'Alimentation des nouveau-nés, *Hygiène de l'allaitement artificiel,* par le Dr S. ICARD. 1 volume in-12, avec gravures. . . . .   4 fr.

De l'exercice chez les adultes. par le Dr F. LAGRANGE, lauréat de l'Institut. 2e édition. 1 vol. in-12 . . . . .   4 fr.

Hygiène de l'exercice chez les enfants et les jeunes gens, par le Dr F. LAGRANGE. 4e édition. 1 vol. in-12 . .   4 fr.

L'Hygiène sexuelle et ses conséquences morales. par le Dr S. RIBBING, professeur à l'Université de Lund (Suède). 1 vol. in-12. . . . .   4 fr.

Hygiène des gens nerveux, par le Dr LEVILLAIN. 2e édition. 1 vol. in-12, avec gravures . . . .   4 fr.

Les Eaux minérales et les Maladies chroniques. par le D^r MAX. DURAND-FARDEL, de l'Académie de médecine. 2e édition. 1 vol. in-12 . . . .   4 fr.

L'Éducation physique de la jeunesse. par le Dr Mosso, professeur à l'Université de Turin. 1 vol. in-12. . . .   4 fr.

L'Idiotie. *Psychologie et éducation de l'idiot,* par le Dr J. VOISIN, médecin de la Salpêtrière. 1 volume in-12, avec gravures. . . . .   4 fr.

La Famille névropathique. *Hérédité, prédisposition morbide, dégénérescence,* par le D^r CH. FÉRÉ, médecin de Bicêtre. 1 vol. in-12, avec gravures . . . .   4 fr.

Manuel de percussion et d'auscultation, par M. le Dr P. Simon, professeur à la Faculté de médecine de Nancy. 1 vol. in-12, avec gravures . . . . 4 fr.

Éléments d'Anatomie et de Physiologie génitale et obstétricale, *précédés de la description du corps humain,* à l'usage des sages-femmes, par le Dr A. Pozzi, professeur à l'École de médecine de Reims, ancien interne des hôpitaux de Paris. 1 vol. in-12, avec gravures . . . . 4 fr.

Le Phtisique et son traitement hygiénique, *Sanatoria, Hôpitaux spéciaux, cure d'air,* par le Dr Léon Petit, préface du Dr Hérard. 1 vol. in-12, avec gravures. . . . . . 4 fr.

Le Trépan et la trépanation, par les Drs F. Terrier, professeur à la Faculté de médecine de Paris, et M. Péraire, ancien interne des hôpitaux de Paris. 1 vol. in-12, avec 200 figures . . . . 4 fr.

Petit Manuel d'antisepsie et d'asepsie chirurgicales, par les Drs Félix Terrier et M. Péraire, 1 vol. in-12, avec gravures . . . . 3 fr.

Petit Manuel d'anesthésie chirurgicale, par les Drs Félix Terrier et M. Péraire. 1 vol. in-12, avec gravures . 3 fr.

Manuel d'hydrothérapie, suivi d'une instruction sur les bains de mer. par le Dr Macario. 1 vol. in-12, 4e édition. 3 fr.

Le Traitement des Aliénés dans les familles, par le docteur Ch. Féré, médecin de Bicêtre. 1 vol. in-12, 2e édit. . 3 fr.

À LA MÊME LIBRAIRIE

HÉRARD, CORNIL et HANOT. **De la phtisie pulmonaire,** étude anatomo-pathologique et clinique. 1 vol. grand in-8°, avec 65 figures en noir et en couleurs et 2 planches coloriées hors texte, 2e édition . . . . 20 fr.

LE PHTISIQUE

ET

SON TRAITEMENT HYGIÉNIQUE

DU MÊME AUTEUR

La Pneumonie massive. Paris. 1881.

Le Massage par le médecin. Paris, 1885. 1 vol. in-18, 208 pages, avec 126 figures. (*Epuisé.*)

Le Massage de l'utérus. Paris. 1886. (*Epuisé.*)

Recherches expérimentales et cliniques sur le traitement de la phtisie pulmonaire. Paris, O. Doin.
I. Bacille et phtisie. Octobre 1886. — II. Hôpitaux de phtisiques en Angleterre. Février 1887. — III. Curabilité de la phtisie. Mai 1887. — IV. Revue d'ensemble de la tuberculose. Novembre 1887. — V. Revue des divers traitements. Mars 1888. — VI. Hérédité. Juin 1888.

Tuberculose pulmonaire transmise de l'homme au chien. Juin 1887.

Une enquête à Paris à la suite d'un cas de rage.

Le Crachat. Etude pratique de ses rapports avec le diagnostic, le pronostic et le traitement des maladies de la gorge et des poumons, traduit de l'anglais (G. HUNTER MACKENSIE). 1 vol. de 300 pages, avec figures et 24 planches photo-micro-lithographiques. avec une préface du professeur Grancher. Paris, O. Doin.

L'Hystérie pulmonaire. Paris, O, Doin. 1888.

Un péril social. In-8°. Annales de l'Œuvre des Enfants tuberculeux. 1890.

CONFÉRENCES

1886. — Terre et ciel. Action à distance des médicaments. Accidents de la nature.

1887. — Au pays des microbes. Les infiniment petits.

1888. — L'air et l'eau. L'eau. Les mondes invisibles. L'hospitalisation des tuberculeux. Les hôpitaux de phtisiques en Anglererre. Maladie et misère. La médecine des commères. Le monde des insectes. La Fourmi.

1889. — Histoire de quelques fébrifuges. L'Union des femmes de France. Tabac et phtisie. De Paris à Londres. La Femme et la Charité. Au chevet du malade. L'influenza.

1890. — Les Détraqués. Les Médecins de Molière. Péril social. Les Femmes Savantes. Chez Koch. Notes et impressions d'un médecin à Berlin. Koch et la Tuberculose.

1891. — La Tuberculose et ses traitements. Etude sociale de la Tuberculose. Histoire d'un Hôpital. La Cuisine à l'Hôpital. La Tuberculose dans les armées en campagne. L'Œuvre des Enfants Tuberculeux. L'Infirmière. La Femme et la Misère. Les Secours aux blessés militaires. Le Malade imaginaire. L'hygiène d'une Coquette. Etude des Sens. L'Odorat et le Goût. L'Hygiène de la Cuisine. Les Voies respiratoires. Toux et Tousseurs.

1892. — L'Hôpital d'Ormesson. La Femme au xxᵉ siècle. Monsieur Bébé. Premières idées d'Enfant. Un Hôpital au xxᵉ siècle. Une Famille d'ouvriers à Paris. La Peau. Le Cœur. Le Poumon. L'Estomac. Histoire d'une Nourrice sur lieu. Les Commères. Tuberculose et Misère.

1893. — Les Enfants tuberculeux. Les Crimes contre l'Enfant. Le Pavillon des Enfants de France. Tuberculose et Mariage. Le Droit d'être mère. Mères et Guerres.

1894. — L'Hôpital de Villiers. Les Petits Meurt de faim. Médecine usuelle. L'Ambulance. La Nourrice idéale. Un Rêve. L'Hôpital de l'avenir. Les Petits Poitrinaires. Une Visite aux Sanatoria allemands. Femme de France. Le Corps humain. Pour nos Blessés. Une Mission médicale en Allemagne.

1895. — Les Hôpitaux de Phtisiques en Europe. La Guerre. Traitement social de la Phtisie.

LE PHTISIQUE

ET

SON TRAITEMENT HYGIÉNIQUE

(SANATORIA — HOPITAUX SPÉCIAUX — CURE D'AIR)

PAR

LE Dʳ E.-P. LÉON-PETIT

Médecin de l'hôpital d'Ormesson
Secrétaire général de l'Œuvre des Enfants Tuberculeux.

PRÉFACE DE M. LE Dʳ HÉRARD
Membre de l'Académie de médecine

AVEC 20 GRAVURES DANS LE TEXTE

PARIS

ANCIENNE LIBRAIRIE GERMER BAILLIÈRE ET Cⁱᵉ

FÉLIX ALCAN, ÉDITEUR

108, BOULEVARD SAINT-GERMAIN, 108

1895

A

Monsieur Henri MONOD

DIRECTEUR DE L'ASSISTANCE ET DE L'HYGIÈNE PUBLIQUES

Hommage affectueux et dévoué.

PRÉFACE

Ce livre, dans lequel l'auteur a résumé ses observations et ses notes de voyages sur les sanatoria et les hôpitaux consacrés spécialement au traitement hygiénique du phtisique dans les principaux pays d'Europe, est tout d'actualité. Il répond aux besoins modernes de la médecine qui, dans la lutte contre la tuberculose, emprunte à l'hygiène ses armes les plus puissantes.

S'inspirant des résultats obtenus à l'étranger, le docteur Léon-Petit s'est attaché à mettre en lumière les espérances qui en sont la conséquence légitime. Par des chiffres et des faits, il montre les chances de guérison du phtisique et indique les moyens de les réaliser. Son travail ne consiste pas seulement en un récit fidèle de ce qu'il a vu dans les pays voisins du nôtre, il comporte un enseignement d'une haute portée sociale.

Dans l'état actuel de la science, le meilleur traitement pour combattre les ravages de la phtisie, aussi bien dans les sociétés civilisées que dans les individus, est basé sur un ensemble de mesures, les unes prophylactiques, les autres curatives. D'une efficacité non douteuse, elles n'ont qu'un défaut, c'est d'être d'une application délicate. Elles exigent, de la part du médecin, une patience à toute épreuve doublée d'une autorité sans conteste et, de la part du malade, une confiance absolue alliée à une docilité complète, facilitant le contrôle incessant de tous les actes de la vie quotidienne. Cette méthode, on ne saurait le dissimuler, n'est guère applicable, avec fruit, ailleurs que dans des établissements spécialement organisés pour sa mise en œuvre.

Il est à souhaiter qu'en France des sanatoria se créent en grand nombre pour le traitement hygiénique des phtisiques payants et que, sur ce point, nous n'ayons plus rien à envier à l'Allemagne et à la Suisse. Les documents contenus dans ce livre prouvent que les capitalistes bienfaisants et clairvoyants, qui auront su s'associer à cette œuvre d'intérêt public, seront largement indemnisés de leurs efforts : ils auront fait à la fois une bonne affaire et une bonne action, en comblant une lacune de notre organisation médicale.

Restera alors la grave question des tuberculeux indigents. Sous ce rapport nous ne pouvons que répéter ce que nous avons dit ailleurs[1]. Quand on passe en revue le programme si complexe des soins et des précautions que comporte le traitement de la phtisie, on est naturellement conduit à se demander avec tristesse ce qu'il adviendra des pauvres et des déshérités de la fortune dans une lutte qui exige de si dispendieux sacrifices. Ici, comme en tant d'autres circonstances, le médecin se heurte douloureusement contre l'inégalité sociale avec toutes ses poignantes conséquences. Et, cependant, pour les pauvres comme pour les riches, la lutte est possible, quoique avec des chances différentes, avec des procédés identiques au fond, mais modifiés et amoindris sans doute par la dure nécessité des choses. Les administrations hospitalières des grandes villes, avec les larges ressources dont elles disposent, pourraient établir, loin des centres, dans des localités rurales appropriées, des hospices pour les tuberculeux avancés et des sanatoria pour les phtisiques curables, qui rendraient de précieux services. Un grand nombre de projets de cette nature ont été mis en avant ; quelques-uns ont déjà reçu un commencement d'exécution. Espérons qu'ils seront le prélude d'un ensemble de mesures hygiéniques,

---

[1] Hérard, Cornil et Hanot. *Traité de Phtisie.*

seules capables d'arrêter les progrès d'une maladie qui prélève sur la classe ouvrière un si lourd impôt !

Déjà, pour la tuberculose infantile, l'initiative privée a su donner l'exemple. Les hôpitaux marins et l'œuvre des enfants tuberculeux, avec ses magnifiques établissements d'Ormesson et de Villiers, ont indiqué la marche à suivre. Les résultats qu'ils ont donnés, dès leurs débuts, ne peuvent manquer de faire surgir des imitateurs et de démontrer la possibilité de combattre avec succès le fléau redoutable qu'est la tuberculose.

L'auteur de ce livre a, dès la première heure, pris une part active à la lutte sociale contre la phtisie. La question qu'il traite ici lui est, depuis longtemps, familière. Dans la création et l'administration des hôpitaux spéciaux, il a acquis l'expérience donnant au présent travail la valeur que seules ont les idées qui, avant d'être exposées, ont été longtemps mûries et soumises au contrôle rigoureux de l'expérimentation.

HÉRARD.

Juillet 1895.

LE PHTISIQUE

INTRODUCTION

La tuberculose est plus qu'une maladie, elle est une grave question sociale qui, à l'heure présente, se pose dans toutes les sociétés civilisées dont elle affaiblit la vitalité et compromet l'avenir. Question sociale, non seulement par sa contagiosité, mais surtout par ses ravages, la tuberculose emprunte un caractère particulièrement inquiétant aux causes sociales qui favorisent son développement et aux conséquences qu'elle entraîne, conséquences menaçantes, pour la prospérité, les collectivités humaines.

Les désastres de la phtisie croissent avec le développement des grandes agglomérations où la mortalité tuberculeuse est souvent double de celle des campagnes. Or, en notre temps, dans tous les pays, l'extension des villes est à la fois prodigieuse et irrésistible, car elle est une loi de la civilisation.

Pendant que l'agriculteur calcule avec effroi le dépeuplement des campagnes, que le magistrat se demande comment la justice peut être rendue dans une ville plus peuplée qu'une province, que le moraliste mesure les progrès de la corruption, que l'économiste observe la diminution de la natalité, le médecin constate les progrès effrayants d'une maladie qui s'accroît à mesure que l'homme s'éloigne de plus en plus des règles de la nature.

Le paysan, renonçant au grand air, à la vie simple et facile, déserte la campagne pour s'élancer, en masse à la conquête des capitales. Pour un qui, venu en sabots, s'en retourne châtelain, combien succombent dans la lutte! Malgré privations et déboires, quelques-uns résistent grâce à leur vigueur initiale, mais la ville se venge sur leur race qui, la statistique en fait foi, à la troisième génération, au plus tard, aura disparu dans le gouffre de la tuberculose où viennent s'engloutir les souffrances physiques et les ambitions déçues.

Et le mal se propageant de proche en proche par la contagion, transmis à travers les âges par l'hérédité, poursuit sa marche sans cesse accélérée, semant sur son passage la mort ainsi que la misère, ce grand dissolvant social.

Il n'était pas sans intérêt de fixer, par des chiffres, l'importance de ces multiples dangers de la tuberculose humaine. Il était plus utile encore d'indiquer les moyens puissants dont dispose la science moderne de l'hygiène pour lutter contre ce mal, à la fois dans l'individu et dans la société.

Ce livre a été écrit au retour d'une mission médicale que M. le ministre de l'Intérieur m'a fait l'honneur de me confier en 1894. Il est consacré à l'étude sociale de la tuberculose, et en particulier de la phtisie pulmonaire, envisagée au double point de vue de ses ravages matériels et moraux, et de l'hospitalisation des malades. Il n'a d'autre prétention que de relater des impressions ressenties et des choses vues au cours de voyages d'étude à travers la phtisie dans les principaux pays d'Europe.

L. P.

I

ESQUISSE SOCIALE DE LA TUBERCULOSE

AUTRICHE-HONGRIE. — ALLEMAGNE DU NORD. — BAVIÈRE
DANEMARK. — SUISSE. — FRANCE

Ravages de la tuberculose.

La statistique la mieux établie ne donne qu'une idée incomplète et inexacte de la mortalité par le fait de tuberculose. Les chiffres enregistrés par elle aux colonnes « *Phtisie et tuberculoses diverses* » sont loin, pour plusieurs raisons, de représenter la totalité des décès imputables à des affections tuberculeuses.

D'une part, en effet, un certain nombre de phtisiques figurent sur les listes de l'état civil avec le diagnostic de l'affection intercurrente qui a hâté leur décès (pneumonie, congestion pulmonaire, pleurésie, influenza, etc...) ; d'autres y sont portés sous la rubrique « Bronchite chronique » qui, après les avoir leurrés de leur vivant, trompe encore sur leur compte, après leur mort.

D'autre part, outre ces causes d'erreur à peu près inévitables, beaucoup de décès tuberculeux se glissent dans les inventaires démographiques sous des noms spéciaux qui augmentent encore la confusion : mal de Pott, abcès par congestion, tumeurs blanches, scrofule, etc...

Pour avoir le chiffre exact de la mortalité tuberculeuse, il faudrait opérer une sélection dans les diverses cases de la statistique où les décès tuberculeux se cachent sous un faux nom. Mais ce travail est irréalisable, de sorte que, de l'aveu même des hommes les plus compétents, l'appréciation des ravages de la tuberculose ne peut être qu'approximative. On peut évaluer qu'elle est de près d'un cinquième supérieure aux chiffres fournis par les services démographiques.

Malgré leur insuffisance, ces chiffres sont assez élevés pour montrer quel fléau social est la tuberculose.

MORTALITÉ TUBERCULEUSE DANS LE DÉPARTEMENT DE LA SEINE
PENDANT LES CINQ DERNIÈRES ANNÉES 1889-1893

ANNÉES	CAUSES	PARIS 2.424.705 habit.	ARRONDISSEMENT DE SCEAUX 288.073 habit.	ARRONDISSEMENT DE SAINT-DENIS 400.986 habit.	TOTAL pour la Seine (1) 3.113.764 habit.	NOMBRE de décès tuberculeux sur 100.000 habit. par an.
1889	Phtisie	10.380	935	1.434		
	Autres tuberculoses.	1.174	198	398		
		11.554	1.133	1.832	14.519	
1890	Phtisie	10.714	927	1.528		
	Autres tuberculoses.	1.407	242	479		
		12.121	1.169	2.007	13.297	
1891	Phtisie	10.287	791	1.490		
	Autres tuberculoses.	1.608	260	598		
		11.895	1.051	2.088	15.034	
1892	Phtisie	9.975	827	1.395		
	Autres tuberculoses.	1.624	256	550		
		11.599	1.083	1.945	14.627	
1893	Phtisie	10.190	796	1.413		
	Autres tuberculoses.	655	181	404		
		10.845	977	1.817	13.739	
Moyenne de la mortalité tuberculeuse annuelle.					14.563	465

(1) Recensement du 12 avril 1891.

Pour Paris et le département de la Seine, d'a-
près une moyenne basée sur les cinq dernières

années (1889-1893), il meurt, chaque année, d'affections tuberculeuses, 14.563 personnes. Ce chiffre représente 465 décès annuels par tuberculose, pour 100.000 habitants. Suivant Lagneau, ce dernier rapport s'élèverait à 490. En outre, sur 1.000 cas de mort, il y en a 200 qui sont causés par la tuberculose, soit exactement 1 sur 5.

A Vienne, la phtisie, à elle seule, suffit à produire des ravages presque équivalents à ceux constatés à Paris et dans le département de la Seine pour les diverses formes de tuberculose coalisées.

MORTALITÉ PAR PHTISIE PULMONAIRE A VIENNE
PENDANT LES CINQ DERNIÈRES ANNÉES (JELINEK)

ANNÉES	HOMMES	FEMMES	TOTAL	Pour 1.000 décès.	Pour 100.000 hab.
1893	3.573	2.986	6.559		
1889 à 1893	18.812	16.006	34.818	193	450

Ces chiffres légitiment la dénomination de *Morbus Viennensis* donnée par les médecins autrichiens à la phtisie pulmonaire. Si on y ajoute ceux de la mortalité par les autres manifestations tuberculeuses, on obtient le total suivant :

MOYENNE DE LA MORTALITÉ ANNUELLE PAR TUBERCULOSE
A VIENNE PENDANT LES CINQ DERNIÈRES ANNÉES (1889-1893)

Phtisie. 6.963,5
Autres tuberculoses. 1.392,7
Total. 8.356,2

d'où la proportion :

Pour 1.000 décès. . . . . 232 décès tuberculeux.
Pour 100.000 habitants . . 510   —

A Budapest, pendant la même période de temps, pour une population de 492.237 habitants, la statistique enregistre 3.179 décès tuberculeux par an.

MORTALITÉ TUBERCULEUSE A BUDAPEST DE 1889 A 1893

Phtisie 2.445
Autres tuberculoses 734
Total. 3.179

soit

Pour 1.000 décès. . . . . 219 décès tuberculeux.
Pour 100.000 habitants . . 646   —

Quelque considérables qu'ils soient, ces nombres sont loin de représenter l'étendue du mal. Dans les villes moins importantes, dont les habitants se connaissent à peu près tous, entre eux, les erreurs de statistique ont moins de chance de se produire. Il est plus difficile d'y dissimuler la cause des décès par phtisie sous un autre nom. Or, voici pour quelques villes de l'Autriche et de la Hongrie le relevé des cas de mort produits par la phtisie pulmonaire seule, de 1889 à 1893. Il est comparable

1.

avec celui de Budapest, puisqu'il a été établi dans le même temps et pour la même nation et cependant, il est généralement supérieur à ce dernier. Il y a tout lieu de croire que la moyenne des nombres du tableau suivant donne de la mortalité par phtisie pulmonaire dans les milieux urbains de l'Autriche-Hongrie une approximation assez voisine de la vérité :

MORTALITÉ PAR PHTISIE PULMONAIRE
DANS QUELQUES VILLES D'AUTRICHE-HONGRIE (1889-1893)

VILLES	POPULATION	NOMBRE de décès par phtisie pulmonaire 1889-1893.	MOYENNE ANNUELLE	Sur 100.000 hab. combien de décès phtisiques par an.
Funfkirchen. . .	34.067	842	138	406
Zombor.	26.435	507	101	415
Szegedin	85.569	1.774	355	417
Trieste	160.309	3.573	724	452
Inspruck	23.859	554	111	464
Nagy-Varad. . .	38.557	892	178	486
Nyiregyaza . . .	27.014	802	160	515
Salzbourg. . . .	27.811	778	156	523
Bekès-Csaba. . .	34.621	924	185	525
Troppau	23.420	641	128	547
Temesvar. . . .	39.884	1.185	237	575
Presbourg. . . .	52.411	1.549	310	580
Gratz.	113.744	3.444	688	594
Linz	49.172	1.552	310	631
Cracovie	76.917	2.427	485	631
Prague	186.315	6.072	1.214	651
Lemberg	131.926	4.303	861	652
Klagenfurt . .	20.031	655	131	653
Brünn	97.336	3.382	676	695
Laibach.	31.434	1.173	235	746
Kun-Télégyaza. .	30.326	1.091	218	765

Pour l'Allemagne, le professeur Leyden, dans sa conférence du 7 septembre 1894 au Congrès de Budapest, évalue à 170.000 le nombre des décès annuels par phtisie pulmonaire, dont 4.500 environ pour la ville de Berlin. Il en conclut, étant donnée la durée moyenne de la maladie, qu'il y a, bon an mal an, un million de phtisiques dans l'empire allemand. Il fixe même le nombre approximatif de 1.300.000. Ce chiffre est confirmé par le rapport de la commission d'étude pour la construction de l'hospice spécial de Worms, qui estime à 1 cas sur 50 habitants l'importance de la tuberculose en Allemagne.

Comparaison entre la mortalité par maladies infectieuses et celle par tuberculose.

Pour se faire une idée de la valeur de ces chiffres, il n'est pas sans intérêt de prendre des points de comparaison avec les maladies infectieuses qui inquiètent le plus l'opinion publique, telles que la fièvre typhoïde, la variole, la scarlatine, la diphtérie, le choléra. Celles-ci tombent sous le coup de la loi française du 30 novembre 1892, qui, déliant le médecin du secret professionnel au nom de l'intérêt public, lui impose l'obligation de les signaler à l'autorité dès qu'il a été appelé à les constater.

MORTALITÉS COMPARÉES DE LA TUBERCULOSE ET DES MALADIES INFECTIEUSES LES PLUS MEURTRIÈRES A PARIS ET DANS LE DÉPARTEMENT DE LA SEINE PENDANT LES CINQ DERNIÈRES ANNÉES (1889-1893).

MALADIES	1889	1890	1891	1892	1893	MOYENNE	RAPPORT
Variole	159	94	49	51	371	376	2.58
Scarlatine. . .	202	267	253	209	223		
Fièvre typhoïde.	1.354	912	751	1.031	864	982	6.74
Diphtérie . . .	2.277	2.150	1.767	1.722	1.674	1.920	13.18
Tuberculose . .	14.117	15.297	15.034	14.627	13.739	14.563	100

Pour Paris et le département de la Seine, la tuberculose cause donc, environ, chaque année, trente-huit fois plus de décès que la variole et la scarlatine ensemble, seize fois plus que la fièvre typhoïde, et huit fois plus que la diphtérie

A elle seule, elle est *quatre fois et demie* plus meurtrière que ces quatre maladies infectieuses réunies.

Le rapprochement entre la tuberculose et le choléra donne des résultats encore plus frappants. L'un procède par coups violents, précédés et suivis de périodes de calme absolu ; l'autre suit son chemin d'un pas régulier, sans poussées appréciables non plus que sans arrêt. De sorte que, si la comparaison porte sur une assez longue série d'années, la mortalité cholérique paraît minime à côté de la mortalité tuberculeuse. Le tableau suivant, établi par Laveran, ne laisse aucun doute à cet égard.

MORTALITÉ DES ÉPIDÉMIES DE CHOLÉRA
DANS LE DÉPARTEMENT DE LA SEINE

1832.	21.738
1849.	23.877
1853-1854	11.520
Total.	57.135

En l'espace de vingt-trois années, les diverses grandes épidémies de choléra ont tué, dans le département de la Seine, Paris compris, 57.135 individus. Ce total équivaut à peu près au nombre des décès tuberculeux enregistrés en trois ans dans le même département.

En établissant le parallèle uniquement sur les années d'épidémie cholérique, sans tenir compte des phases de trêve qui les séparent les unes des autres, on constate encore un écart entre les deux maladies. Cet écart est évidemment plus faible, mais il reste à l'actif de la tuberculose.

Dans les années d'épidémie, il est mort du choléra, en France, sur 100.000 individus :

En 1832	366	personnes.
En 1849	318	—
En 1854	400	—
En moyenne	361	—

Or, la mortalité tuberculeuse, pour l'ensemble de la France, peut être évaluée, d'après les documents statistiques, à 409 décès pour 100.000 habitants, soit une différence de 0,48 p. 100 en faveur de la tuberculose.

Ces résultats concordent avec ceux qui ont été observés en Allemagne, et dont voici le résumé :

CHOLÉRA ET PHTISIE

ALLEMAGNE	ANNÉES	Sur 100.000 habitants combien de décès annuels par		OBSERVATIONS
		CHOLÉRA	PHTISIE	
Prusse	1848-59	84	»	»
Bavière. . . .	1836-74	65	369	4 épidémies
Saxe.	1836-73	77	»	11 id.

Pour la seule année 1854 pendant laquelle l'épidémie cholérique a atteint son maximum en Allemagne, sur 100.000 habitants, il est mort de

Choléra. . . . . 349 personnes.
Phtisie 369   —

De toutes les maladies infectieuses, il n'y a donc que le choléra qui, par ses ravages, puisse égaler et, dans certaines régions, momentanément surpasser la tuberculose. Mais, pour qu'il pût lui être comparable, il faudrait qu'il régnât à l'état d'épidémie intensive et permanente. Cette éventualité ne s'est jamais produite dans les pays civilisés. Elle paraît impossible, ou tout au moins invraisemblable, à l'heure où les mesures internationales d'hygiène publique semblent avoir réussi à triompher de ce fléau.

A cet égard, le passé doit nous tranquilliser sur l'avenir. Le choléra, malgré ses attaques les plus violentes, n'a coûté à la France, depuis son apparition en 1832, que 382.955 personnes. Dans le même temps, la tuberculose lui enlevait plus de 6.000.000 de victimes.

Cette statistique est un peu aride, mais elle apporte un enseignement si précis qu'elle dispense de tout commentaire.

Mortalité tuberculeuse d'après l'âge.

Le danger de la tuberculose ne réside pas uniquement dans le taux exorbitant de sa mortalité. Cette maladie est menaçante pour l'avenir des sociétés humaines autant par la qualité de ses victimes que par leur quantité. Elle frappe l'homme en plein rendement social, à l'âge où il peut le plus utilement contribuer à la prospérité commune, puisque c'est de vingt à quarante ans qu'elle présente son maximum de fréquence.

MORTALITÉ TUBERCULEUSE D'APRÈS L'AGE

ROYAUME DE BAVIÈRE (1891). — KERSCHENSTEINER

AGES	DÉCÈS TUBERCULEUX	Pour 1.000	OBSERVATIONS
Jusqu'à 1 an	641	34	
1 à 2 ans.	735	40	Prédominance des tuberculoses osseuses, articulaires, péritonéales et méningées.
3 à 5 — . . .	681	37	
6 à 10 — . . .	578	31	
11 à 15 — . . .	720	39	
16 à 20 . . .	1.272	69	
21 à 30 — . . .	3.335	180	
31 à 40 — . . .	2.973	161	
41 à 50 — . . .	2.733	149	Prédominance de la tuberculose pulmonaire.
51 à 60 — . . .	2.420	131	
61 à 70 — . . .	1.846	100	
71 à 80 — . . .	498	27	
Au-dessus de 80 ans.	31	2	
Total. . . .	18.483	1.000	

Pour Paris, le classement par âge des décès tuberculeux donne un tableau à peu près analogue à celui de la Bavière.

DÉCÈS TUBERCULEUX A PARIS PAR CATÉGORIES D'AGE (1893)

AGES	DÉCÈS TUBERCULEUX	Pour 1.000	OBSERVATIONS
1 à 9 ans. . . .	1.334	184	
10 à 19 — . . .	843		
20 à 29 — . . .	2.301	448	Chiffres extraits
30 à 39 — . . .	2.984		du Bulletin de sta-
40 à 49 — . . .	2.343	313	tistique munici-
50 à 59 — . . .	1.347		pale (Dr Bertil-
60 à 69 — . . .	533		lon).
70 à 79 — . . .	101	55	
80 et au-dessus . .	15		
Total. . . .	11.801	1.000	

Mortalité tuberculeuse dans les grandes villes.

L'extension de la tuberculose marche de pair avec celle de la civilisation. S'il n'est pas possible d'établir exactement la valeur de ce rapport, il est du moins facile d'en constater l'existence et de comprendre par quel mécanisme l'évolution de la tuberculose est activée dans les sociétés civilisées.

Partout, le développement incessant des grandes villes apparaît comme une règle générale, et, sur certains points, ce développement a pris des proportions excessives par son importance et sa rapidité.

Or on a dit et écrit beaucoup sur les rapports de la phtisie avec l'habitation; on a recherché la corrélation entre cette maladie et l'altitude ou le climat, sans pouvoir en fixer nettement l'importance. Il a été constaté que la tuberculose est plus fréquente dans la plaine que sur la montagne, dans les climats tempérés que dans les pays froids, mais les conditions météorologiques ne semblent avoir, dans la production de ces faits, qu'une action de second plan. Il est plus vraisemblable que la densité de la population joue le rôle prépondérant, ainsi que toutes les statistiques semblent le prouver.

Sur une population de 100.000 habitants, le nombre des décès phtisiques peut varier dans des proportions considérables, suivant que ces habitants sont éparpillés au grand air en pleine campagne, ou entassés dans les maisons d'une ville. Entre ces deux extrêmes, il y a toutes les nuances d'une gamme ascendante. En partant de la campagne pour arriver à la capitale, après avoir passé par des villes de plus en plus habitées, la mortalité tuberculeuse marche d'une allure graduellement croissante.

Exemples : sur 100.000 habitants, combien meurt-il de phtisiques chaque année ?

DANEMARK 1876-1883 (LEHMAN)

35 villes d'environ	1.900 habitants.	212
24 —	5.000 —	227
5 —	17.000 —	263
1 (Copenhague) au-dessus de	100.000 —	315

SUISSE 1890-1892 (SCHMID)

Campagnes et localités au-dessous de 10.000 habitants.   194
15 villes au-dessus de 10.000 habitants.   303

ALLEMAGNE (1875-1879)

Années.	Campagnes.	Villes.		
1875. . .	318.6	346.9		
1876. . .	309.5	358.1	*Moyenne :*	
1877. . .	320.1	376.3	Campagnes. .	319
1878. . .	325.1	382.2	Villes	369
1879. . .	324.6	382.1		

BAVIÈRE (1889)

Campagnes   281
Villes.   413

En France, la proportion est dans le même sens.

Très élevée à Paris, la mortalité tuberculeuse est moins considérable dans les villes de province. Les milieux ruraux sur lesquels on manque encore de documents précis donneraient vraisemblablement un écart encore plus considérable; car il semble démontré que, en dehors de certaines influences accidentelles, on peut considérer comme une règle générale la marche parallèle du chiffre de la population et du coefficient de la mortalité tuberculeuse.

Voici, pour la France, les chiffres établis par Lagneau, comme preuve de cette règle :

MORTALITÉ PAR PHTISIE ET AUTRES TUBERCULOSES
DANS 662 VILLES DE FRANCE (1891)

VILLES	POPULATION	Sur 100.000 habitants combien de décès tuberculeux.
95	Au-dessous de 5.000	181
332	5.000 à 10.000	216
127	10.000 à 20.000	271
50	20.000 à 30.000	288
46	30.000 à 100.000	305
11	100.000 à 430.000	363
Paris	2.424.705	490

Huller, dans son étude sur l'extension de la tuberculose pulmonaire, en Suisse, fournit une démonstration saisissante de l'influence des entassements humains sur le développement de la phtisie.

Dans la plaine et dans la montagne, au-dessous de 1.000 mètres, il meurt annuellement de phtisie : en Suisse, sur 100.000 habitants :

Milieu rural. 111
Milieu industriel. 250

A une plus grande altitude, la proportion est encore plus frappante :

Paysans, vachers, etc. 70
Ouvriers industriels 230

Dans un même pays, à altitude égale, les ravages

de la tuberculose sont dans le rapport de 1 à 2, et même de 1 à 3, suivant que les habitants vivent isolés au grand air ou confinés en tas dans des villages industriels.

Tuberculose, Surpeuplement et Misère.

Si, serrant la question de plus près, on en vient à chercher dans les divers quartiers d'une grande ville, les arrondissements de Paris, par exemple, les variations du coefficient de la mortalité tuberculeuse, on voit intervenir un nouvel élément d'appréciation. Cette étude fait toucher du doigt la portée sociale de la tuberculose, en montrant cette maladie par son côté le plus douloureux.

On s'aperçoit, en effet, que le chiffre de la population ne joue pas, dans la propagation de la phtisie, un rôle exclusif, et que, pour comprendre la cause et la marche du mal dans une collectivité, il faut tenir compte des conditions de vie qui sont faites aux hommes qui la composent.

Le tableau suivant permet de comparer, pour chaque arrondissement de Paris, le nombre des habitants à celui des décès tuberculeux et aussi d'établir un parallèle entre les vingt arrondissements :

LE PHTISIQUE

TUBERCULOSE ET DENSITÉ DE LA POPULATION
(ARRONDISSEMENTS DE PARIS, 1893)

Moyennes : Mortalité tuberculeuse 405, population 354.

ARRON-DISSEMENTS	POPULATION		MORTALITÉ TUBERCULEUSE	
	absolue.	à l'hectare.	absolue.	pour 100.000 hab.
I	67.398	357	222	329
II	67.927	713	264	388
III	88.680	764	393	444
IV	98.644	628	554	562
V	116.523	467	621	533
VI	98.983	469	343	346
VII	95.686	237	283	296
VIII	106.770	280	180	178
IX	120.005	566	291	241
X	154.559	539	575	372
XI	213.568	591	1.217	569
XII	112.684	198	645	572
XIII	109.877	175	892	812
XIV	112.205	241	838	747
XV	117.470	162	751	639
XVI	88.187	124	215	244
XVII	172.508	387	622	361
XVIII	212.464	409	1.210	569
XIX	127.137	224	843	663
XX	140.230	269	982	700

De l'inspection de ce tableau il résulte, d'une part, que le IIIe arrondissement de Paris où la population est à son maximum de densité, se trouve au-dessous de la moyenne comme coefficient de mortalité tuberculeuse, et, d'autre part, que le XIII⁰ dans lequel les décès tuberculeux sont le plus nombreux, est un des deux arrondissements les moins habités.

Les arrondissements où il y a *le plus d'habitants* à l'hectare, sont les II⁰, III⁰, IV⁰, XI⁰.

Ceux où la tuberculose est *le plus meurtrière* sont les XIII⁰, XX⁰, XIV⁰, XIX⁰.

Les arrondissements dans lesquels il y a *le moins d'habitants* à l'hectare sont les XII⁰, XIII⁰, XV⁰, XVI⁰.

Ceux dans lesquels la tuberculose est *le moins meurtrière* sont les VIII⁰, IX⁰, XVI⁰, XVII⁰.

Bref, à l'exception du XVI⁰ arrondissement qui est au-dessous de la moyenne comme population et comme mortalité tuberculeuse, il semblerait y avoir contradiction avec la règle qui subordonne l'évolution de la tuberculose dans les agglomérations humaines à l'importance de ces agglomérations.

Mais, ce n'est là qu'une apparence. La méthode qui consiste à diviser le nombre des habitants par celui des hectares habités donne un chiffre de densité qui est purement théorique, puisqu'elle suppose la population également répartie.

En réalité, dans un certain nombre d'arrondissements, il y a de larges espaces à peu près inoccu-
pés, tandis que, sur d'autres points, la population
est condensée à l'extrême. Pour avoir de la densité
une idée juste, il est préférable de chercher, non
pas le rapport des habitants à la superficie totale,
mais celui des habitants aux habitations, qui sont
les seules surfaces utilisées. En un mot, établir
combien il y a d'occupants par logements est le
seul procédé permettant de juger s'il y a ou non
encombrement et quelle est l'importance de cet
encombrement.

Cette recherche est faite depuis un certain temps
en Allemagne, en Autriche et en Russie. Elle a été
entreprise récemment pour la ville de Paris, sur
la proposition de Bertillon.

Un logement est considéré comme surpeuplé
quand le nombre de ses occupants dépasse le double
du nombre des pièces qui le composent. Il y a, à
Paris, 320.000 personnes, soit 14 p. 100 de la
population vivant dans des locaux surpeuplés.

Cette proportion varie considérablement d'un
arrondissement à un autre. Or, les arrondissements
les plus *encombrés*, qui ne sont pas toujours les
plus *peuplés*, sont précisément ceux dans lesquels
la tuberculose fait le plus de ravages, et réciproquement, les arrondissements où la tuberculose

est à son minimum sont ceux dans lesquels on constate le moins grand nombre de logements surpeuplés.

Cette règle n'est pas spéciale aux arrondissements de Paris, elle s'applique également aux grandes villes considérées dans leur ensemble. Quand on les compare entre elles, on s'aperçoit que la tuberculose sévit plus cruellement dans celles où le nombre des logis encombrés est le plus considérable.

Le rapport entre la tuberculose et le surpeuplement n'est pas mathématique, les données du problème sont trop complexes pour qu'il en soit ainsi, mais on l'observe toujours.

PHTISIE ET SURPEUPLEMENT
DANS QUELQUES GRANDES VILLES D'EUROPE (1889)

VILLES	COMBIEN D'HABITANTS	
	Sur 100 vivent dans des logements surpeuplés.	Sur 100.000 meurent par an de phtisie.
Paris.	14	428
Vienne.	28	450
Moscou.	31	454
Saint-Pétersbourg. . .	46	456
Budapest.	71	569

Le surpeuplement agit comme producteur de

phtisie, en multipliant les chances de contagion et en diminuant la qualité et la quantité d'air respirable mis à la disposition des habitants de logis et de quartiers encombrés. Mais, son influence est rendue plus funeste par un ensemble de causes débilitantes qui l'accompagnent et dont il n'est lui-même qu'une résultante.

L'homme qui occupe un logement insuffisant est généralement mal nourri, il exerce souvent une profession malsaine ; surmené au physique, découragé au moral, il tombe parfois dans l'alcoolisme. Vaincu de la vie, il est une proie toute désignée pour la tuberculose à laquelle il ne pourra résister parce que la misère lui a enlevé ses moyens de défense, en diminuant sa résistance vitale.

Les arrondissements les plus peuplés sont les plus atteints par la phtisie parce qu'ils sont les plus pauvres. La statistique le démontre d'une façon saisissante.

A la suite du dénombrement de Paris, en 1886, on a cherché à évaluer le degré de bien-être de chacun des quartiers. En se servant, pour cette recherche délicate, d'une série de procédés d'appréciation se contrôlant mutuellement, on a pu classer les divers arrondissements d'après la moyenne sociale des habitants, en : *luxueux, riches, aisés, pauvres* et *misérables*.

Si, d'après les données qui précèdent, on dresse deux cartes de Paris par arrondissements :

1° *La carte du degré de bien-être ;*

2° *La carte de la mortalité tuberculeuse ;* on s'aperçoit que ces deux cartes sont à peu près identiques.

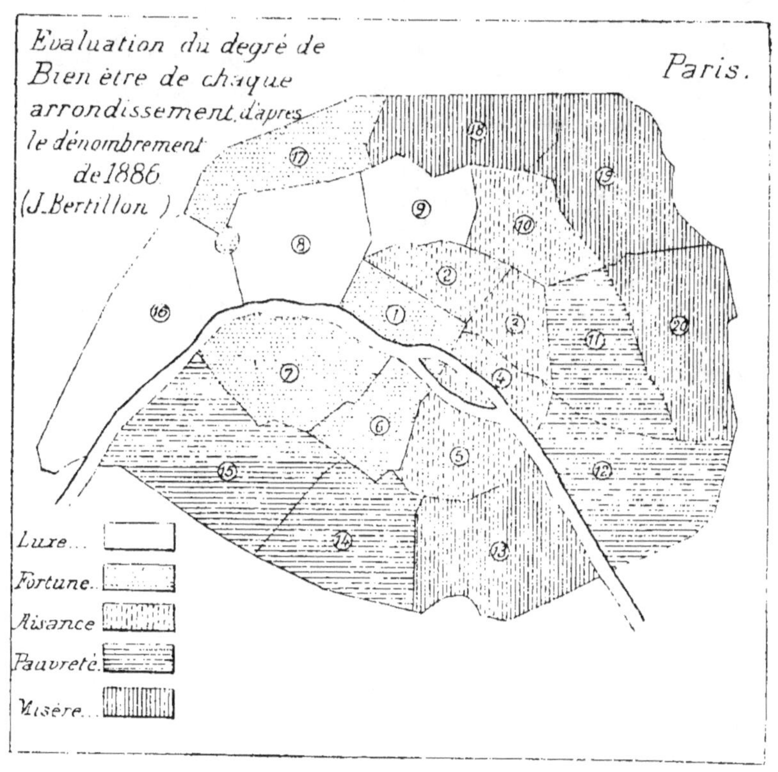

Fig. 1.

Les arrondissements de luxe, VIII°, IX° et XVI° sont précisément ceux dans lesquels la tuberculose est relativement bénigne. Les arrondissements de misère, XIIIe, XIXe, XXe sont ceux où la phtisie se fait le plus cruellement sentir.

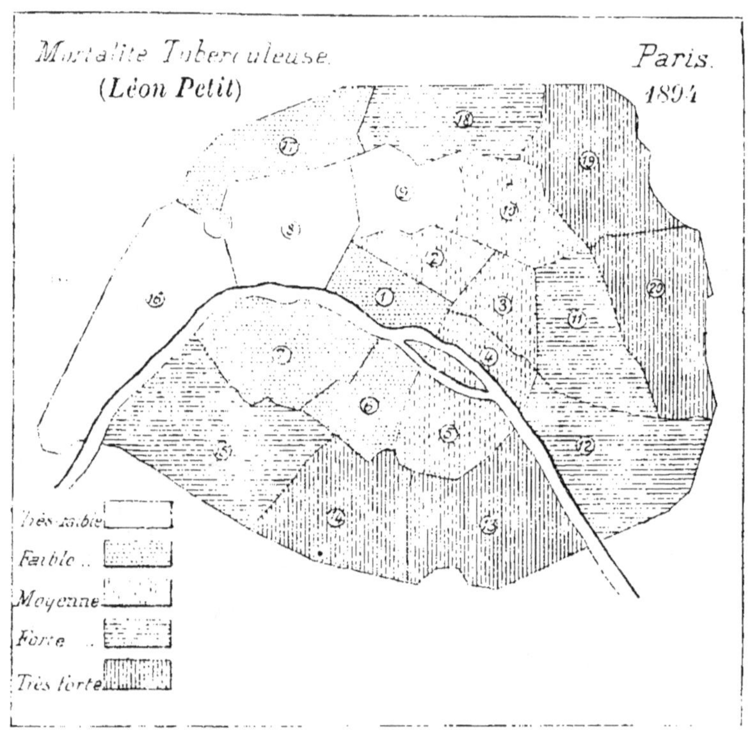

Fig. 2.

Entre le plus heureux et le plus misérable, il y a un écart de 1 à 5 dans la mortalité tuberculeuse.

COEFFICIENTS DE MORTALITÉ TUBERCULEUSE

VIIIe Arrondissement (le plus riche). 178
XIIIe Arrondissement (le plus pauvre) 812

Ces chiffres confirment, en les exagérant, ceux

fournis par Sorensen dans sa statistique sur la tuberculose en Danemark.

Sur 100.000 habitants à Copenhague, il meurt annuellement de tuberculose :

    Classe moyenne et aisée   260
    Classe pauvre   578

Donc, la misère favorise le développement de la tuberculose. La réciproque est également vraie. La phtisie crée souvent la misère dans la classe ouvrière, par les longs et fréquents chômages, suivis tôt ou tard d'un arrêt définitif de travail.

Toute la question sociale de la maladie gît dans ces deux faits, sans qu'il soit besoin de faire intervenir la contagion et l'hérédité qui en augmentent encore la gravité.

Toute mesure contribuant à restreindre la misère servira par contre-coup à diminuer les ravages de la phtisie. Toute mesure servant à amoindrir la phtisie contribuera à diminuer la misère. Le double mal demande un double remède.

Il appartient aux pouvoirs publics, sinon de supprimer la misère (difficile problème!), du moins d'en atténuer les effets. Dans ce sens, ils peuvent beaucoup. L'exemple de Budapest est très démonstratif sur ce point.

La capitale hongroise, qui se développe avec la

2.

rapidité des villes américaines, a attiré de toutes
les parties du pays beaucoup d'éléments sociaux
qui sont très misérables. Ces nouveaux venus,
dépourvus des nations les plus élémentaires de
l'hygiène et de la propreté, grouillant dans le plus
profond dénument, habitaient, naguère encore, des
sous-sols encombrés. Le mal était aggravé par la
cherté des loyers et même les classes les moins
misérables de la population étaient refoulées dans
des logements insalubres. Elles étaient forcées de
partager leurs habitations déjà trop exiguës avec
des sous-locataires à la nuit. De telle sorte que
un huitième de la population se trouvait entassé
dans des réduits humides et sombres, manquant de
tout ce qui constitue un logement humain, même
pauvre, dans un pays civilisé.

Depuis quelques années, le service d'Hygiène
publique s'est attaché à améliorer cet état de
choses. Il a fait évacuer les logements encombrés
et insalubres ; il a pris des mesures prohibitives
à l'égard des locaux loués en sous-sol pour habitations ; il a fait édifier des baraquements provisoires pour abriter les malheureux sans asile,
mais il lui a été impossible de supprimer le véritable motif de la calamité, la cherté des loyers.

La solution définitive du problème ne pourra
être obtenue que lentement, et par voie d'évolution

sociale, mais, pour être partiels, les résultats obtenus n'en sont pas moins importants.

La mortalité générale a sensiblement baissé ; les
maladies infectieuses, les épidémies ont diminué
et le taux de la mortalité par tuberculose s'est
amoindri de près d'un quart.

De 1884 à 1888, la phtisie seule enlevait, sur
100.000 habitants, 640 individus ; de 1889 à 1893,
ce chiffre est tombé à 500.

L'amélioration obtenue ressort de ce fait que le
nombre absolu des décès n'a augmenté que de
un sixième, alors que la population a presque dou-
blé depuis 1874.

Il est juste de reconnaître que la ville de Budapest n'a pas reculé devant les sacrifices et qu'elle
se dispose à les continuer puisqu'elle a inscrit à
son budget la somme de 22 millions de florins
(46.200.000 francs) pour faire face aux dépenses
occasionnées par les créations hygiéniques destinées à améliorer son état sanitaire.

Quand il est employé à prolonger l'existence
humaine et à l'améliorer, l'argent dépensé par une
société donne en force et en travail un rendement
supérieur à sa valeur. Ce n'est pas une dépense,
mais un placement productif, et, par conséquent,
une économie bien comprise.

Les pouvoirs publics ont besoin d'être secondé

par l'initiative privée. Celle-ci a pour devoir de contribuer à la recherche et à l'application des moyens propres à enrayer l'évolution de la tuberculose. Il appartient au médecin d'étudier les méthodes curatives, à l'hygiéniste de répandre la connaissance des mesures prophylactiques, au philanthrope d'aider le médecin et l'hygiéniste dans leur tâche.

Ces efforts combinés peuvent dans un avenir. peut-être prochain, supprimer le mal, et, dans le présent, atténuer considérablement les dangers qu'il fait courir à l'humanité.

II

TRAITEMENT HYGIÉNIQUE DE LA PHTISIE
DANS LES ÉTABLISSEMENTS FERMÉS

CURABILITÉ DE LA PHTISIE. — L'ÉTABLISSEMENT FERMÉ
LE TRAITEMENT HYGIÉNIQUE

———

Curabilité de la phtisie.

Sous toutes ses formes et à toutes ses périodes, la phtisie pulmonaire est curable. Vérité consolante que démontrent la clinique et l'anatomie pathologique.

Il n'est pas un médecin qui n'en ait eu, plus d'une fois, la preuve. Pour beaucoup même, cette preuve explique et justifie leur enthousiasme à l'égard de certains remèdes qu'ils ont cru les agents de guérisons dont ils n'étaient que les témoins.

Laënnec était profondément convaincu qu'un phtisique n'est pas fatalement condamné, et, après

lui, de nombreux observateurs ont cité des exemples de guérisons inespérées. On n'en est plus à
compter les médecins tuberculeux qui, éclairés à
temps et bien guidés, ont recouvré la santé. Quelques-uns, devenus des apôtres ardents de la curabilité de la phtisie, ont pu consacrer leur activité
reconquise à soigner des phtisiques. Tels Bennet,
Brehmer, Dettweiler, Daremberg et tant d'autres
qui, à l'appui de leur doctrine, ont apporté la propagande par le fait.

Entre temps, à la Salpêtrière, à Bicêtre, dans
les autopsies des vieillards, on trouvait souvent
d'anciennes cavernes pulmonaires cicatrisées depuis
de longues années. A la Morgue de Paris, Vibert,
sur 131 individus ayant succombé de mort violente,
constatait 17 fois des tuberculoses guéries. A New-
York, Loomis faisait la même constatation 71 fois
sur 763 autopsies. A Munich, Bollinger trouvait
sur 40 p. 100 des pièces de l'Institut pathologique
la tuberculose et souvent sous forme d'anciennes
lésions cicatrisées.

Exceptions, soit! Mais ces exceptions, plus fréquentes qu'on le croit, prouvent que la nature,
moins inclémente que l'opinion publique, ne se
refuse pas à admettre la possibilité du retour à la
santé pour l'être humain atteint par la tuberculose.

Néanmoins, le mot « guérison », quand on l'applique à la phtisie, soulève encore de nombreuses controverses.

Pour les uns, il est inadmissible, attendu qu'on aurait trouvé des bacilles encore virulents sur des tuberculeux considérés comme guéris depuis vingt ans. Tout au plus, d'après eux, pourrait-on parler de trèves pendant lesquelles l'ennemi, toujours sous les armes, est prêt à recommencer les hostilités à la première occasion.

Pour les autres, la cicatrisation peut s'accompagner de la disparition de tout germe morbide. Ceux-ci croient à la possibilité de la guérison *absolue*, ceux-là n'admettent qu'une guérison *relative*.

Malgré son intérêt scientifique, cette discussion tient peu de place en face d'un fait indiscutable qui la domine et dont la portée sociale est considérable. Il est des phtisiques, à toutes les phases, voire même des caverneux, qui ont pu reprendre la vie commune et, pendant de longues années, s'adonner à un travail suivi, quelquefois même pénible ; il en est qui sont morts de vieillesse après avoir été condamnés à l'âge de vingt ans.

Si ce n'est là qu'une trève, cette trève, par sa durée, équivaut à une guérison et représente un succès que le médecin doit rechercher avec passion. En l'obtenant, il peut du même coup recouvrer une valeur sociale considérée comme fatalement perdue et détruire un double préjugé aussi décourageant que cruel.

La guérison du phtisique est peu désirable, osent dire certains utilitaires, parce qu'il ne sera jamais qu'un faible semant de la graine de faibles. Elle est impossible, prétendent les pessimistes, et c'est tout au plus si, dans les cas heureux, on peut réussir à retarder la catastrophe inéluctable !

D'abord relative, la guérison peut devenir définitive, l'expérience l'a démontré ; dût-elle rester relative, elle n'est pas à dédaigner. Quand, même avec des restrictions, un homme peut reprendre sa place dans la société et pourvoir aux besoins de sa famille, fût-il sous le coup d'une rechute, il vaut assurément plus que celui qui est mort. Il produit, et, dans la limite de ses forces, contribue à la prospérité commune. Molière, phtisique en trêve et même sans trêve, Gœthe, en guérison absolue (il est mort à quatre-vingt-un ans après avoir été condamné à dix-neuf), pour ne citer que ces deux exemples illustres, prouvent que la force d'une société civilisée n'est pas faite uniquement de vigueur corporelle : abandonner le tuberculeux au nom de l'intérêt général est un calcul aussi faux qu'odieux.

Certes, même guéri, le phtisique peut retomber ; mais le valide lui aussi peut tomber au premier heurt qui fera trébucher son organisme. La santé n'a qu'un temps : tout ce qui touche à la vie est limité comme elle.

Pendant des années, sans rechute, sans le moindre symptôme morbide, de nombreux phtisiques ont pu équivaloir à des hommes bien portants. Ils n'étaient, paraît-il, qu'en sursis. Qu'importe, puisque ce sursis a pu égaler et quelquefois même dépasser la durée normale de l'existence humaine.

Un pareil résultat est encore un bel idéal. Scientifiquement, il peut n'être que partiel, socialement, il est complet.

Pourquoi n'est-il pas plus fréquemment atteint ?

La découverte du bacille a éclairé d'un jour tout nouveau l'étude de la tuberculose et nul ne peut prévoir jusqu'où la médecine sera conduite dans la voie féconde où l'a engagée la bactériologie. On sent qu'elle abandonne le domaine de l'empirisme pour entrer dans celui de la science, mais la route qui lui reste à parcourir est encore longue et, actuellement, elle éprouve tous les inconvénients d'un voyage vers l'inconnu.

Pleine de confiance, elle s'est élancée à la conquête de la vérité. Elle l'espérait prompte et complète. Les événements n'ont pas encore répondu à son attente. Le praticien moderne a passé par de

si grandes illusions suivies de déceptions plus
grandes encore qu'il semble découragé de la lutte
contre la phtisie et sans confiance dans le succès.

Il est retombé de son rêve dans la réalité. Convaincu de son impuissance dans le traitement de la
tuberculose, il se borne à une médication de symptômes, appliquée sans conviction. Toute méthode
nouvelle éveille sa défiance et souvent son hostilité.

Il n'a plus, ni la patience, ni la foi nécessaires
au long et minutieux traitement du phtisique.
Après quelques essais hâtifs faits sur des mourants,
il condamne avant d'avoir jugé, et se renferme
dans son nihilisme accepté du public. Et les phtisiques meurent en attendant l'avènement du spécifique de la phtisie.

Toxine, culture microbienne ou produit chi-
mique, le spécifique se fait attendre, et, en ne
comptant que sur lui, le médecin a lâché la proie
pour l'ombre.

Fut-il jamais découvert, l'agent capable d'anéan-
tir l'action du bacille tuberculeux qu'il ne donne-
rait pas encore le moyen certain de guérir un
phtisique. En effet, le microbe détruit ou du moins
mis hors d'état de nuire, il restera encore à réparer des dégâts antérieurement produits dans l'organisme, qui, à eux seuls, peuvent entretenir la
maladie et compromettre l'existence, toute influence

bacillaire ayant cessé. La signature d'un traité de paix ne saurait suffire à effacer les traces d'une invasion et à ramener la prospérité dans un pays ruiné par la guerre.

Après l'anéantissement du microbe, vient le pansement des blessures qu'il a faites, pansement variable selon leur gravité, leur siège, selon la condition physique, morale et sociale de l'individu qui les porte. Espérer atteindre un résultat aussi complexe à l'aide d'un seul moyen, c'est vouloir passer, d'un coup et sans effort, du néant à une perfection thérapeutique qui se fera sans doute longtemps désirer.

Espérons, cependant. La microbiologie réserve peut-être à la médecine d'heureuses surprises. Elle les lui doit bien, car, à l'heure présente, si on ne voit pas encore, dans le traitement de la tuberculose, ce qu'elle lui a donné, on ne voit que trop ce qu'elle lui a enlevé.

Le bacille a fait oublier le malade, et la recherche du spécifique de la phtisie perdre de vue le traitement du phtisique. Le clinicien s'est effacé devant le micrographe. C'est le renversement des rôles. Dans la guerre contre la phtisie, le savant qui, de son laboratoire observe le microbe, n'est qu'un éclaireur auquel ne saurait être dévolue la direction du combat. Celle-ci appartient au médecin qui, au chevet du malade, concentre dans ses mains tous les éléments du succès, puisqu'il surveille à la fois le microbe et le terrain sur lequel ce microbe évolue.

Quelque puissants que soient les moyens d'action contre le bacille que l'avenir nous promet, ils n'auront d'effet utile que si les conditions du terrain permettent leur mise en œuvre.

Or, le fait de mettre le terrain, c'est-à-dire l'organisme, en état de défense, constitue, à lui seul, la meilleure et la plus active des thérapeutiques. Considérée longtemps comme un adjuvant, l'*hygiène du phtisique* est devenue le *traitement de la phtisie*, dont la médication n'est plus qu'un auxiliaire de second plan.

Les armes employées dans le traitement hygiénique de la phtisie pulmonaire ne sont pas nouvelles, mais elles sont puissantes en des mains sachant les manier. L'alimentation, la vie au grand air, l'éducation hygiénique du malade judicieusement dirigées suffisent à assurer le renforcement de l'organisme ; patiemment surveillées, elles mènent au succès. Ces moyens, réunis et combinés dans des proportions variables avec chaque cas, constituent une méthode thérapeutique complète et active.

Les échecs qui lui ont été reprochés, quoique nombreux, pèsent peu, à côté des résultats favorables imposants qu'elle donne. Ils sont imputables, moins à la méthode qu'aux conditions mauvaises dans lesquelles elle a été appliquée. Un résultat négatif est toujours plus facile à obtenir qu'un succès, par la bonne raison qu'en médecine, comme en toute science, il y a mille manières de faire mal une expérience et souvent une seule de la bien faire.

Les règles du traitement hygiénique sont simples. Leur application est délicate. Elle suppose, de la part du médecin, non seulement le savoir, mais aussi le vouloir. Le vouloir ne saurait exister sans la foi. Le médecin doit la posséder et la faire partager au malade ainsi qu'aux personnes qui l'entourent. Il trouvera en eux des collaborateurs de tous les instants quand il aura su leur montrer le but et leur faire comprendre les moyens de l'atteindre.

Dès qu'il s'est assuré le concours indispensable de ces auxiliaires, dressés par lui, il ne s'agit plus de leur faire des prescriptions vagues, mais de leur donner des ordres précis, détaillés, dont l'exécution doit faire, de sa part, l'objet d'une surveillance patiente, minutieuse, énergique et persévérante.

Dans le traitement hygiénique de la tuberculose pulmonaire, plus que dans toute autre thérapeutique, l'ordonnance ne vaut que par la façon dont elle est exécutée.

Or, il est impossible d'espérer une exécution, même passable, si le malade n'est pas fixé sur la nature de son mal et sur ses conséquences. Les prescriptions quelque peu draconiennes imposées par la méthode hygiénique seront difficilement acceptées et rarement suivies par un phtisique inconscient des dangers qui le menacent.

Ici, la pitié peut devenir cruauté quand elle expose un homme, qui pouvait guérir, à mourir faute de soins, dans la crainte de l'effrayer, en lui révélant la nature de son mal. Cette sensiblerie dangereuse n'a plus d'excuses pour qui a vu les résultats inespérés du traitement par les agents naturels et compris que la prétendue incurabilité de la phtisie est due moins à l'absence des moyens curatifs qu'au manque de méthode dans leur application.

Au surplus, les cachotteries ne trompent que momentanément. Elles endorment pendant le temps où une action efficace est encore possible : elles préparent un douloureux réveil à l'heure où toute intervention est frappée d'impuissance, parce qu'elle est trop tardive.

Le mensonge permanent, plus difficile à faire que l'aveu de la vérité, finit tôt ou tard par se trahir. Dès que le doute s'est glissé dans l'esprit du malade, il lui est facile de le lever, en faisant, par exemple, faire, en cachette, l'examen de ses crachats. Il reçoit alors, en pleine poitrine, rude et brutal, le coup qu'une franchise opportune eût pu facilement atténuer.

Le phtisique a tout à perdre aux pieux mensonges. Ils lui cachent le danger et l'exposent à une brusque révélation de la réalité. Il a tout à gagner à la franchise. L'optimisme qui fait le fond providentiel de son caractère, l'aidera à se remettre du choc, surtout si l'espoir de la guérison vient en adoucir l'effet.

La franchise, d'ailleurs, n'exclut ni la pitié ni le tact qui doivent guider le médecin dans la voie des aveux et amener la vérité par une gradation insensible.

Certains phtisiques la redoutent, d'autres l'exigent. Le moral de chacun indique la conduite à adopter. Pendant qu'il étudie le caractère de son malade, le médecin suit l'évolution du mal et peut apprécier les chances de guérison qui lui restent.

Pendant cette phase d'observation physique et psychique, dont la durée, variable avec chaque cas particulier, est subordonnée uniquement à sa volonté, le médecin a tout le temps de se former une opinion. Sa conscience lui dicte alors son devoir, son cœur lui inspire la façon de l'accomplir, son tact lui montre le moment opportun de dévoiler la vérité.

Cette révélation est proportionnée aux chances de guérison, lesquelles dépendent au moins autant du malade que de la maladie. Ici, le médecin doit savoir oublier les divisions classiques de la phtisie, basées sur l'anatomie pathologique, pour tenir compte surtout de l'état général.

Les lésions tuberculeuses ont moins d'importance par elles-mêmes que par leur retentissement sur l'économie. L'oreille permet de constater leur étendue, seuls, les yeux et le jugement peuvent apprécier leurs conséquences.

Tel phtisique, avec des cavernes, est plus près de la guérison que tel autre avec des signes d'auscultation à peine sensibles. Celui-ci, très malade mais qui peut se soigner, vaut souvent mieux que son voisin, moins atteint, auquel son état social ne permet pas de prendre les mesures qui lui sont nécessaires.

Aux uns, il est dangereux de ne pas ouvrir les yeux, aux autres, il serait pénible de laisser jeter un regard d'envie sur la terre promise dont l'entrée leur est à jamais interdite.

Pour les trop pauvres, pour les trop malades, les vaines paroles de consolation ; pour tous ceux qui ont encore quelques chances de guérir, le salutaire langage de la vérité.

En deçà comme en delà de ces limites, on ne trouve que cruauté inutile ou inutilités cruelles.

Une fois le malade fixé sur son état, il appartient au médecin de le mettre sur la voie de la guérison, et, surtout, de l'y maintenir. Pour atteindre ce but, l'expectation ne saurait suffire : elle doit céder le pas à une action énergique qui n'a pas le droit de désarmer un instant. Tout le principe de la curabilité de la phtisie est compris dans ce précepte allemand : *Le phtisique n'est pas incurable, mais il est, à chaque instant, menacé de le devenir.*

Le traitement ne peut donc être efficace qu'à la condition d'être incessant et de porter sur les moindres détails de la vie quotidienne. Les promenades et les repos, les repas et le sommeil, les vêtements et les occupations, tout, jusqu'aux émotions, doit être l'objet d'une réglementation de détail. Le moindre écart dans le programme peut compromettre définitivement la réussite.

Un phtisique abandonné aux soins de son entourage sera à la merci de tous les accidents. Malgré les visites fréquentes de son médecin, il aura à compter avec ses propres défaillances, avec les faiblesses de ses surveillants, avec les entraînements, les préjugés et l'ignorance. Il commettra, de la meilleure foi du monde, les fautes les plus graves. Son installation matérielle fût-elle parfaite, le climat qu'il habite fût-il irréprochable, il échouera. Il lui manque ce principal facteur du traitement, sans lequel tous les autres sont frappés d'impuissance : le guide qu'il sent veiller constamment sur lui, en qui il a confiance et qui sait écarter de son chemin les obstacles qui peuvent le faire trébucher.

C'est pour répondre à ce besoin fondamental que, en Allemagne et en Suisse, il a été créé des établissements spéciaux consacrés au traitement hygiénique de la phtisie. Depuis la fondation du premier qui remonte à trente-cinq ans, les sanatoria de phtisiques (Lungenheilanstalt) se sont multipliés. On en compte actuellement une vingtaine.

Etablissements fermés, non par des murs, mais par une discipline sévère quoique paternelle, ils ne doivent pas être confondus avec les maisons de santé (Curhaus), villas de convalescence ou autres institutions qu'on rencontre un peu partout, en Suisse et en Allemagne, dans les villes d'eaux et dans les stations climatériques d'altitude ou de plaine. Celles-ci, ouvertes à tout venant, reçoivent aussi bien les touristes que les malades. Quelques-unes sont aménagées avec un grand confort : elles ont des vérandas et des balcons pour la cure en plein air, une cuisine plantureuse, une hygiène bien comprise, mais il leur manque l'autorité médicale de la direction sans laquelle il ne saurait y avoir de sanatorium de phtisiques.

Les *Lungenheilanstalt* sont destinés à la classe aisée à laquelle ils rendent des services considérables. Le nom qu'ils portent n'a pas éloigné les malades, parce qu'ils savent qu'ils y peuvent guérir plus sûrement que chez eux. Les phtisiques allemands n'ont pas plus de répugnance à y entrer que, chez nous, les gens les plus riches à se faire opérer dans une maison de santé. Les succès obtenus ont suffi à faire l'éducation du public et à vaincre ses résistances.

Les sociétés financières qui gèrent ces établissements passent pour être très prospères. On le croit sans peine. Quand on voit le nombre considérable des malades qui y sont soignés, on s'explique comment les sanatoria nouvellement installés peuvent rivaliser de luxe avec les hôtels les plus somptueux.

Une visite à ces établissements laisse une impression indéfinissable d'admiration et de confiance. Derrière le confort qui séduit le public, le médecin voit, du premier coup, que tout y converge vers la guérison du phtisique et il s'explique pourquoi des cures y sont journellement obtenues qui eussent été irréalisables partout ailleurs.

L'établissement fermé pour phtisiques.

LE CLIMAT

Les établissements consacrés au traitement hygiénique de la phtisie se rencontrent à toutes les altitudes et sous les climats les plus différents.

Les uns sont situés en pleine montagne, les autres en rase campagne. Entre 1850 mètres et 35 mètres au-dessus de la mer qui sont les deux limites extrêmes représentées par Arosa et Malchow, l'emplacement des divers sanatoria présente tous les degrés de l'échelle des niveaux.

Ceux-ci sont installés sous le climat rude de la Silésie et de la Saxe, ceux-là sur les bords brumeux du Rhin, d'autres dans la vallée ou sur les hauts plateaux aux neiges presque perpétuelles, mais à l'atmosphère pure et ensoleillée.

Chacun de ces climats a ses avantages et ses inconvénients. Le climat froid active la circulation, favorise les échanges, excite l'appétit, mais on lui reproche d'impressionner trop durement les phtisiques avancés, affaiblis et fébriles. L'air froid, sec et vif provoque la toux et l'insomnie. Le climat chaud est déprimant, surtout s'il est humide, mais il adoucit les quintes et facilite l'expectoration ; sec, il est plus excitant, mais il passe pour augmenter la toux.

D'une manière générale, on peut admettre le soleil et le froid comme favorables, les brouillards, les variations barométriques et le vent comme défavorables. Toutefois, le vent, quand il n'est ni trop fréquent, ni trop violent, donne à l'atmosphère un coup de balai qui la purifie.

Or, dans tous les sanatoria, quelle que soit leur situation géographique, on obtient des résultats thérapeutiques à peu près équivalents, pourvu que la méthode hygiénique y soit appliquée dans toute sa rigueur scientifique. Ici, le climat peut aider la cure et on compte sur lui; là, il peut l'entraver et on compte avec lui. Mais, il n'intervient jamais dans le traitement qu'à titre secondaire.

On est aujourd'hui bien convaincu qu'il n'existe pas un seul climat, si favorisé soit-il, qui, à lui seul, puisse guérir le phtisique. Les pays à immunité tuberculeuse sont ceux où la population, peu dense, vit constamment dans un air qui n'a pas

encore été souillée. Ils attirent les malades, et le
jour où ils sont devenus des stations à la mode,
ils ont depuis longtemps perdu les qualités qui ont
fait leurs succès.

Dans la haute montagne, en pleine mer, au bord
de quelques grands lacs, au fond de la campagne
inhabitée, on trouve des points non tuberculeux,
mais il n'en est pas un qui soit antituberculeux.

Le meilleur climat est donc celui qui restreindra
le moins la durée quotidienne de la cure au grand
air.

A ce point de vue, la montagne vaut généralement mieux que la plaine : l'air y est pur, la
lumière intense, le sol sec, la température plus
égale quoique froide, le vent moins violent.

L'EMPLACEMENT

Les sanatoria affectés au traitement de la phtisie
sont subordonnés aux conditions suivantes que
Turban indique comme fondamentales :

« Il est tout d'abord évident qu'un air pur est
indispensable et qu'il faut fuir la proximité des
grandes villes, des usines avec la poussière, la
suie et les gaz délétères. D'un autre côté, l'accès
des stations pour phtisiques doit être facile ; et,
pour cette raison, il est bon qu'elles se trouvent

non loin d'une gare de chemin de fer ou d'une
route postale. Mais il faut également tenir compte
des conditions climatériques reconnues favorables
au traitement de la tuberculose. »

Le terrain sur lequel est construit le sanatorium
doit être sablonneux, sans humidité et donner le
moins de brouillards possible après le coucher du
soleil. Les plateaux bien exposés au midi ou les
vallées largement ouvertes vers le sud sont particulièrement favorables, à la condition qu'ils soient
abrités par de hautes montagnes contre les vents
du nord et du nord-ouest. Le voisinage d'une
forêt de pins est également très désirable. comme
purificateur de l'atmosphère et aussi comme abri,
l'été, contre les chaleurs, et, dans la mauvaise
saison, contre le vent.

Le phtisique ne doit pas se sentir dans une
caserne ou dans une prison ; il faut qu'il ait sous
les yeux autre chose que des murs. Une vue
s'étendant au loin exerce sur le moral et sur le
physique une action réflexe des plus heureuses.
Un terrain élevé et en pente douce est donc tout
indiqué. Bien approvisionné d'eau vive ou de préférence d'eau de source, il doit être assez vaste
pour qu'on puisse y établir un grand jardin ou
mieux un parc entourant les constructions. Ce
parc, parsemé d'abris couverts, sillonné de sentiers

à plat et de chemins à pentes graduées, permet le repos, la promenade et l'entraînement qui constituent les diverses formes de la cure à l'air libre.

LA CONSTRUCTION

Les sanatoria moyens de 60 à 80 malades sont préférables aux plus grands et aux trop petits. Ils assurent aux pensionnaires une société suffisante pour dissiper l'ennui et une surveillance médicale qui n'est guère possible dans les établissements trop vastes.

La façade principale est orientée au midi, ou, à la rigueur, quand la disposition du terrain le demande, légèrement tournée vers le sud-ouest. Cependant, l'exposition au soleil n'est pas tout, et, dans certaines régions, le régime des vents peut nécessiter quelques modifications au principe général d'une orientation au sud.

La disposition architecturale la plus fréquemment adoptée est des plus simples. Tous les bâtiments sont construits sur une même ligne droite, sans retours ni grands décrochements. Quelquefois, comme à Falkenstein, deux courtes ailes se détachent, à angle obtus, de l'édifice central formant paravent sans diminuer ni l'éclairage, ni l'insolation. Au nouvel hôpital de Ruppertshain, le même résultat est obtenu par la forme en arc de cercle donnée à l'ensemble de l'établissement.

Le rez-de-chaussée est réservé aux salles communes, salons, salles à manger du côté sud et aux services administratif et médical, ainsi qu'au personnel, du côté nord.

LA CHAMBRE DU PHTISIQUE

Les étages comprennent les chambres à coucher, toutes en plein midi ; elles sont desservies par un large corridor sur lequel elles s'ouvrent toutes, et garnies de balcons ou de windows à châssis ouvrants. Avec une bonne ventilation, il n'est pas nécessaire que les chambres aient de très grandes dimensions. Il suffit qu'elles cubent de 50 à 60 mètres, elles sont plus faciles à chauffer et conservent mieux une température toujours égale.

Les fenêtres, ou mieux les portes-fenêtres, larges et hautes, permettent à l'air et à la chaleur solaire d'entrer largement pendant le jour où elles doivent rester constamment ouvertes. Elles sont garnies, à leur partie supérieure, d'impostes ouvrants, de châssis se mouvant autour d'un axe horizontal ou de vitres perforées.

Nicaise préconise la disposition suivante qui est d'une application facile :

La fenêtre doit être garnie de persiennes à lamelles imbriquées, persiennes que l'on ferme au coucher du soleil, afin d'empêcher le rayonnement de la chambre vers le ciel, lorsque la fenêtre est ouverte. C'est là un point important qui n'a pas suffisamment attiré l'attention. Des malades, laissant leur fenêtre ouverte la nuit, sans avoir fermé les persiennes, ont éprouvé des refroidissements, ce qui n'arrive pas quand les persiennes sont fermées ; elles suffisent pour arrêter les rayons de chaleur obscure qui se dégagent de la chambre.

Mais, de tous les procédés d'aération permanente, celui de la fenêtre entr'ouverte est le plus simple et le plus efficace.

En outre, dans la disposition à donner à la pièce, il faut veiller à ce que la ventilation puisse se faire facilement, en plaçant la porte en face de la fenêtre. Cela permet de changer l'air complètement et rapidement, ce qu'on n'obtient pas aussi facilement qu'on le croit avec la simple ouverture d'une fenêtre dans une chambre formant cul-de-sac.

Les parois, les plafonds, les portes et les fenêtres doivent être dépourvus de tout ornement et peints à l'huile ou vernissés de façon à pouvoir être facilement lavés. Il en est de même des meubles. Ni rideaux, ni tentures, ni tapis.

Le parquet, passé à l'huile ou vernis, est recouvert, dans la plupart des stations allemandes, de linoléum. A l'hôpital des Enfants Tuberculeux de Villiers-sur-Marne, on a tenté l'expérience déjà faite sur une salle de l'Antiquaille, de Lyon, où elle paraît avoir donné pour l'antisepsie des parquets les meilleurs résultats.

Après avoir soigneusement lavé et désinfecté le parquet, on applique au pinceau une préparation à base de paraffine mélangée, à chaud, avec de la benzine de pétrole légère, d'une densité d'environ 750, dans la proportion de 1 kilogramme de paraffine pour 9 litres de benzine. On laisse sécher pendant plusieurs jours.

Le sol devient dur et uni comme du marbre ; il n'est jamais gluant par les grandes chaleurs. Il suffit de renouveler l'opération tous les ans, une fois, pour avoir un parquet en parfait état. Le coût est d'environ 30 centimes par mètre carré.

Au point de vue de l'entretien, les salles paraffinées sont lavées une fois par mois à grande eau. Chaque jour on les nettoie avec un torchon de laine, légèrement trempé dans une solution antiseptique.

L'aspect du parquet est un peu brun. Il manque du brillant qui fait la joie des infirmières, dont l'idéal est le balai et la brosse avec les poussières qu'ils soulèvent et que la paraffine a pour but de supprimer.

Il n'y a pas de préparation plus hygiénique pour le sol des salles de phtisiques.

Il est indiscutable que cette recherche minutieuse de l'antisepsie ne contribue pas à rendre les chambres particulièrement agréables. « Tant mieux, déclare Dettweiler, les malades ne seront pas tentés d'y séjourner. En dehors des heures de sommeil, leur place est dehors. »

LA VÉRANDA

La façade méridionale est, dans toute sa longueur, garnie d'une véranda ou galerie couverte, de

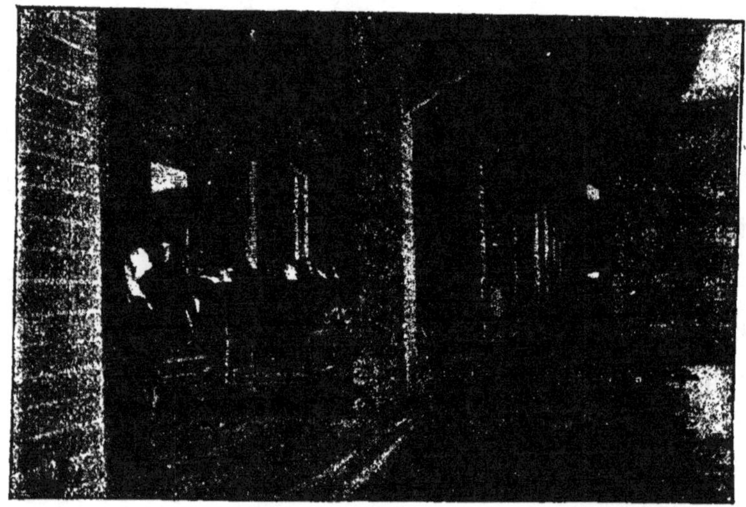

Fig. 3. — Galerie couverte pour la cure d'air (Reiboldsgrun).

2^m,50 à 3 mètres de large, surélevée du sol par deux ou trois marches. Cette galerie, en bois ou en fer léger, occupe toute la hauteur du rez-de-chaussée. Elle est fermée aux deux extrémités et complètement ouverte sur le devant. Des stores la protègent contre le vent et le soleil.

Elle est meublée de chaises longues en osier, garnies d'un matelas de toile cirée. Tous ces sièges,

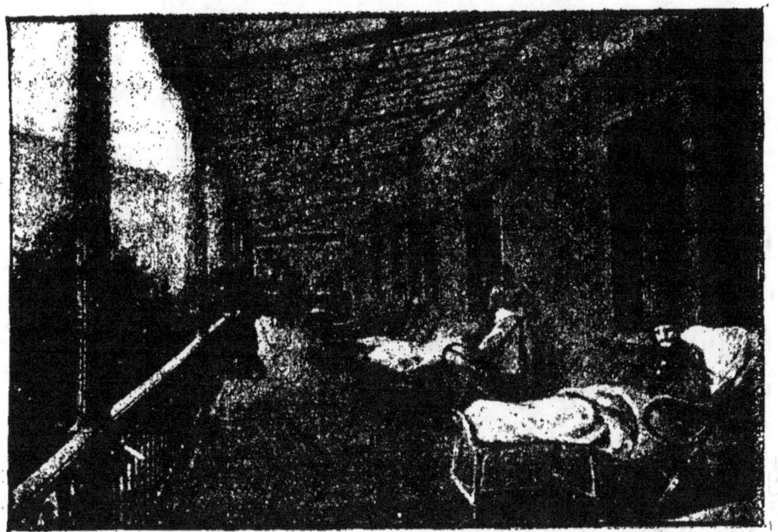

Fig. 4. — Balcon couvert pour la cure d'air (Sanatorium Rompler).

disposés côte à côte, comme dans une salle d'hôpital, sont séparés les uns des autres par des petites tables et surmontés d'une lampe électrique. Des paravents permettent d'isoler les malades qui ont besoin d'un repos plus complet.

C'est sous ces vérandas que les phtisiques passent la majeure partie de leurs journées, étendus sur leurs chaises-longues où nous allons les retrouver dans un instant, soumis à la cure d'air au repos.

Une installation hydrothérapique et une étuve à désinfection sont les compléments indispensables d'un sanatorium.

LE CHAUFFAGE

Le chauffage et la ventilation d'un établissement destiné aux phtisiques ont une importance capitale. Les systèmes les plus différents ont été adoptés dans les sanatoria. Leur choix semble avoir été dicté, plus par les usages en cours au moment où ils ont été bâtis que par des considérations hygiéniques bien établies.

Lorsqu'il s'agit du chauffage d'une enceinte habitée, trois systèmes sont en présence. Le plus ancien et le plus répandu est le chauffage par calorifère à air chaud. Quel que soit le soin apporté à sa construction, l'étanchéité des joints des tuyaux chauffés par les gaz du foyer peut, à un moment donné, devenir défectueuse, ces gaz viennent se mélanger à l'air chaud. Il en résulte une odeur désagréable et un air chargé de fumée, dont il est facile de reconnaître l'impureté par le noircissement des peintures au niveau des bouches. En outre, on a constaté que, pratiquement, le transport de l'air chaud se fait mal au delà de 20 à 25 mètres.

A ces inconvénients, il faut ajouter celui qui consiste à admettre dans les pièces un air sec et surchauffé qui gêne la respiration. Le saturateur que l'on conseille pour restituer à l'air un degré hygrométrique normal n'est pas un remède suffisant, car l'eau que contient cet appareil, chauffée seulement par rayonnement, n'arrive que rarement à l'ébullition, et, si ce changement d'état se produit, la vapeur qui prend naissance devient une cause d'oxydation rapide des tuyaux de fumée en tôle.

De plus, ce système ne se prête pas à une ventilation facile : l'évacuation de l'air vicié se fait sans peine, mais le renouvellement certain de l'air pur à un degré de température convenable (15 à 18°) est d'une réalisation moins simple.

Le chauffage par l'eau chaude donne une chaleur douce et agréable. On lui reproche, avec raison, d'exiger pour son établissement, un très grand développement de tuyaux d'un poids considérable ; il en résulte un encombrement qui rend l'installation incommode. En outre, le grand volume d'eau emmagasiné dans les conduits constitue un puissant volant de chaleur ; la mise en marche est longue, et, après l'arrêt, la chaleur se transmet encore pendant longtemps. En un mot, le système n'est pas souple ; il se prête mal aux exigences des variations de la température extérieure. Afin de diminuer la dépense, on fait usage de tuyaux en fonte de grand diamètre, dont les joints peuvent manquer et donner naissance à des fuites qui sont la cause de grands ennuis. Bref, bon pour de petits volumes, ce chauffage n'est pas approprié aux besoins d'une installation hospitalière.

Le chauffage à eau sous pression est dangereux par les ruptures possibles et par la température élevée des tubes de circulation qui peut occasionner des brûlures et des détériorations.

Le chauffage à vapeur est le seul rationnel. Il permet de faire varier les surfaces chauffantes avec les oscillations de la température et aussi de rendre indépendant du calorifère l'air destiné à la ventilation tout en l'introduisant au degré de température convenable.

On distingue deux types de chauffage à vapeur. Si la pression se maintient au-dessous de 2 atmosphères, le chauffage est *à basse pression* ; au-dessus, il est dit *à haute pression*. Enfin, il peut être à haute ou à basse pression, avec retour direct ou indirect.

Le *retour direct* est celui dans lequel la circulation de vapeur est due à la différence de pression produite par la condensation. Le *retour indirect* est celui dans lequel toute la force élastique de la vapeur sert pour le transport.

Le chauffage à haute pression, avec retour indirect, est très compliqué comme mécanisme ; il exige un personnel expérimenté.

Au contraire, *le chauffage par la vapeur à basse pression à retour direct* est extrêmement pratique. Il offre, en effet, l'avantage de pouvoir s'établir avec des chaudières qui ne sont pas classées et n'exigent que peu de surveillance. L'introduction de l'air nécessaire à la combustion est réglée par un appareil qui ramène automatiquement l'aiguille du manomètre au chiffre que l'on s'est fixé à l'avance.

L'installation se compose d'un générateur de vapeur, des tuyaux d'arrivée de vapeur, des batteries chauffantes, et des tuyaux de retour ramenant l'eau condensée à la chaudière. Le cycle est ainsi fermé et une fois la mise en marche effectuée, l'alimentation en eau n'intervient plus que pour parer aux déperditions accidentelles qui, d'ailleurs, sont presque impossibles.

Les batteries chauffantes sont constituées par des tuyaux à ailettes placés au-dessous des fenêtres et commandés par des robinets d'arrêt qui permettent de supprimer ou de ralentir l'arrivée de la vapeur.

LA VENTILATION

Ce mode de chauffage, le seul rationnel pour un établissement hospitalier, s'allie à la ventilation. L'air extérieur pénètre par des bouches placées au niveau du sol, en avant des tuyaux du calorifère sur lesquels il s'échauffe. Des portes à coulisse permettent de faire varier la section d'admission, selon les circonstances.

L'air vicié s'échappe à la partie supérieure du plafond par des cheminées d'appel dont la section, proportionnée à celle des bouches d'arrivée, permet d'éviter les tourbillons et les courants d'air.

La ventilation par pulsion est beaucoup plus compliquée que celle par appel ; elle exige l'emploi de ventilateurs et de moteurs. On a dit, en sa faveur, que son action s'exerce toute l'année, tandis que la ventilation par appel ne fonctionne que pendant l'époque du chauffage. Il est facile de répondre à cette objection que, en été, la meilleure ventilation consiste à ouvrir les fenêtres. En outre, on peut, pour établir un courant ascensionnel, munir les cheminées de ventilation d'un petit foyer à feu nu ou d'un injecteur, mais ces expédients, faits pour donner satisfaction à la théorie, ne sont pas sanctionnés par la pratique.

LA DIRECTION

Un sanatorium destiné à guérir des phtisiques ne doit recevoir que des phtisiques et rester fermé à tous les autres malades. En outre, il importe de n'y admettre que ceux dont la guérison est possible et même probable.

La direction doit être confiée à un médecin ayant sous ses ordres le personnel chargé des services administratifs.

Ce n'est que grâce à une surveillance médicale constante que les phtisiques pourront s'accoutumer au véritable régime hygiénique exigé par leur état. Une maison, quelque bien construite et organisée qu'elle soit, ne sera jamais une véritable station curative tant que les visites médicales y auront lieu accidentellement et irrégulièrement. Le médecin doit résider dans l'établissement même ou du moins habiter à une telle proximité qu'il puisse être renseigné sur tout ce qui s'y passe (Turban).

Telle est, dans ses grandes lignes, la description du sanatorium type. Il en est peu, parmi ceux que nous avons visités, qui réalisent pleinement cet idéal, mais quelques-uns s'en rapprochent beaucoup. L'étude ultérieure de ces établissements montrera les qualités et les défauts de chacun d'eux.

Le traitement hygiénique.

L'AIR

L'influence de l'air confiné sur le développement de la phtisie est connu depuis longtemps. Réciproquement, les effets salutaires de l'air pur dans le traitement des maladies de poitrine ont été constatés depuis de longues années.

C'est d'abord vers les pays du soleil que les phtisiques furent dirigés. Puis, les idées médicales se sont modifiées. On s'est demandé si la chaleur était utile au traitement, et si, l'air frais, voire même froid, n'était pas préférable. L'expérience a démontré que l'air suffit, à la condition d'être calme et pur, et que sa température, pourvu qu'elle ne soit excessive ni dans un sens ni dans l'autre, n'a pas l'importance qu'on lui attribuait jadis.

Mais l'air ne fait sentir son action bienfaisante que s'il est respiré constamment et longuement. L'air froid exerce une action sédative sur la muqueuse bronchique et calme la toux, il agit comme stimulant de l'économie et en particulier de l'appétit. Il est de notion vulgaire que le besoin de manger, même chez les gens bien portants, diminue pendant les chaleurs de l'été pour augmenter l'hiver. L'air frais, sec et pur est un apéritif énergique dont les bons effets dans le traitement de la phtisie sont faciles à comprendre.

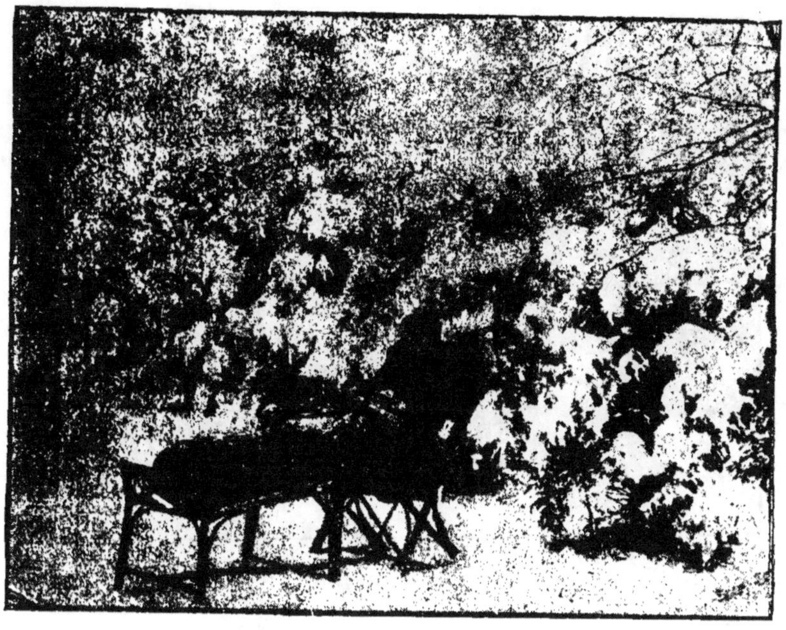

Fig. 5. — La cure d'air au repos.

Mais l'usage de cet air demande à être réglementé, précisément parce qu'il est actif. Bien conduit, il peut être un puissant moyen de guérison : mal dirigé il deviendra dangereux. Il appartient au médecin de fixer. d'après la nature du malade et le degré de la maladie, les règles de la cure à l'air, sa durée, son mode d'exécution, l'en

droit où elle doit être appliquée et d'en surveiller
l'exécution dans les moindres détails.

Au début. surtout chez les phtisiques qui ont
vécu confinés, le grand air produit une ivresse
accompagnée d'insomnie, d'agitation, de maux de

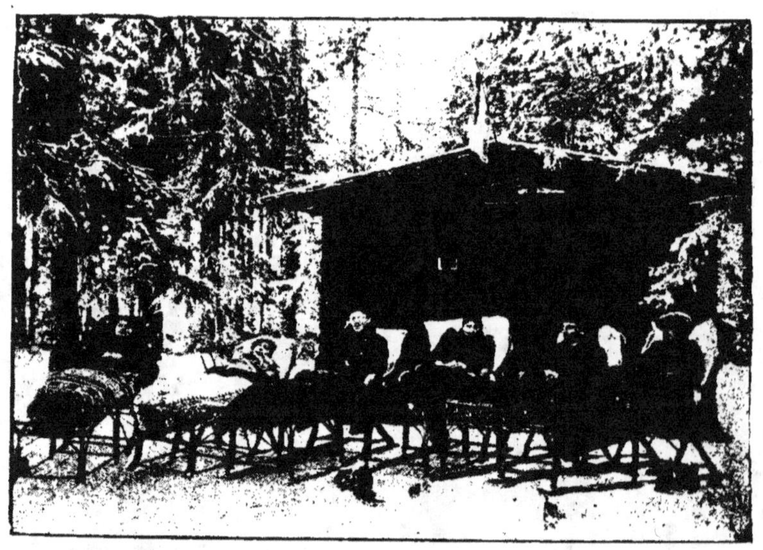

Fig. 6. — La cure à l'air libre (Rejboldsgrun).

tête et de courbature. Avec un peu de prudence,
il est facile d'éviter ce petit inconvénient qui disparaît vite par l'acclimatement.

Or, le meilleur procédé pour acclimater un phtisique à la cure d'air, c'est de la lui faire suivre
étant couché.

A cet effet, on l'installe, étendu sur une chaise
longue, sous les vérandas ouvertes du sanatorium,
sous des kiosques, sous des abris tournants qui

peuvent être constamment orientés contre le vent
ou vers le soleil, et même, par les beaux jours, en
plein parc ou dans la forêt. Il reste là, étendu, jusqu'à dix et douze heures par jour, par tous les
temps. Il va sans dire
qu'il est couvert en
conséquence et abrité
contre le froid.

L'acclimatement, dit
Dettweiler, est obtenu
au bout de très peu de
temps. Le malade n'a
plus la moindre envie
de rentrer dans les
appartements. Le bien-
être va en augmentant,
l'appétit et le sommeil
renaissent, la digestion
se fait mieux, la fièvre

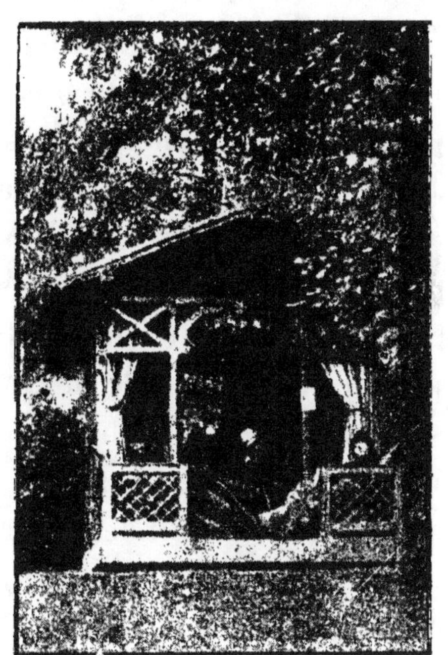

Fig. 7. — Kiosque tournant pour
la cure d'air (Falkenstein).

diminue, les mouvements respiratoires sont plus
faciles, et, chose surprenante, la toux diminue
également d'une façon très notable. La lecture, les
jeux, la conversation deviennent possibles et la
journée ne paraît plus longue.

Le traitement à l'air et au repos se continue,
la nuit, dans la chambre à coucher qui reste constamment ouverte. Bref, c'est la vie permanente à

l'air libre dont le premier résultat est l'endurcissement du malade.

Sur ce point, Lagrange fait les judicieuses réflexions suivantes :

A Falkenstein, le docteur Dettweiler tient ses malades au repos à peu près toute la journée, leur permettant seulement, dans des cas déterminés, des marches proportionnées à l'état de leurs forces, à condition qu'ils ne se trouvent pas dans une période de fièvre. Toutefois, Dettweiler, tout en exagérant peut-être un peu la prudence, ne pousse pas jusqu'à l'absurde le parti pris d'immobiliser ses tuberculeux. Malheureusement ses élèves ont voulu renchérir sur sa méthode et plusieurs en sont arrivés à tenir leur malades dans la position horizontale du soir au matin dans leur lit et du matin au soir sur leur chaise-longue faisant, de l'immobilisation, un procédé de traitement aussi important que l'aération continue. C'est là, à mon avis, une exagération qui risquerait de compromettre l'avenir de la cure, si on l'érigeait en principe absolu, bien qu'on doive en reconnaître l'incontestable utilité toutes les fois que la température des malades atteint un degré anormal.

LA PEAU

Cet endurcissement qui permet à l'organisme de

réagir contre les refroidissements est favorisé par des frictions sur la peau et, dans certains cas, par des douches ou des lotions froides, appliquées tous les jours. Les sueurs ne tardent pas à disparaître, la circulation cutanée devient plus active et l'impressionnabilité aux agents extérieurs s'émousse. Le phtisique, déjà moins fragile, résistera mieux à des petits accidents qui, naguère encore, eussent été la cause de complications graves.

En outre, le traitement de la peau agit sur l'état général, non seulement en régularisant les fonctions cutanées, mais aussi en excitant le système nerveux.

La peau offre au médecin un vaste champ d'action, sur lequel il peut atteindre et influencer l'organisme tout entier.

Les vêtements de grosse laine absorbante et chaude, directement en contact avec l'épiderme, contribuent à favoriser cet endurcissement.

L'EXERCICE

Quand le phtisique est arrivé à un degré de validité suffisant, les séances de repos sont coupées par des exercices de gymnastique respiratoire, combinés avec la marche, d'abord en terrain plat, ensuite sur un sol accidenté. A Falkenstein, ils sont exécutés de la façon suivante.

Le malade, pendant une marche tranquille, doit

faire cinq ou six inspirations profondes tous les cent pas. S'il est au repos, il en fera dix ou douze toutes les cinq minutes. Peu à peu, cette habitude devient un besoin.

L'entraînement sur la promenade et l'ascension est progressif ; il consiste à ajouter chaque jour une ou deux minutes à l'exercice de la veille, sans jamais atteindre ni surmenage, ni transpiration. Insensiblement, le phtisique en arrive à essayer ses forces, d'abord prudemment, puis en se rapprochant des conditions de sa vie normale dans laquelle il pourra, plus tard, rentrer sans transition brusque.

L'ALIMENTATION

La vie permanente à l'air libre est la base du traitement de la phtisie, mais elle ne saurait à elle seule en assurer le succès.

Il y aurait danger à donner au malade l'idée qu'il peut guérir uniquement par l'aération ; il faut qu'il sache que les autres parties du traitement, et, en particulier, l'alimentation, ne sont pas moins importantes, et que, en réalité, plusieurs conditions sont nécessaires pour amener la guérison. Aussi, les dénominations généralement employées de : *Traitement par les fenêtres ouvertes, Cure d'air*, sont-elles défectueuses. Elles peuvent créer dans l'esprit du public des idées fausses. On doit leur préférer le terme plus général de *Traitement hygiénique*, qui seul est complet et, par conséquent, vrai.

Un phtisique qui mange et digère est un malade à moitié guéri. L'alimentation a donc sur ses destinées une influence considérable. Elle est, peut-être, plus importante que la cure d'air. Celle-ci, en effet, n'a d'action que sur la qualité du liquide sanguin, tandis que l'alimentation fournit les matériaux nécessaires à sa régénération. L'une améliore l'organisme malade, tandis que l'autre le reconstitue.

Le symptôme prédominant de la phtisie est l'amaigrissement. La déchéance organique dont elle est la manifestation a valu à la maladie le nom expressif de *Consomption*.

Enrayer cette déperdition et regagner les éléments perdus, c'est faire non seulement le traitement d'un symptôme, mais une thérapeutique curative. Seul un régime diététique bien conduit permet d'atteindre ce double but.

Malheureusement, il n'est pas toujours facile de faire manger un phtisique, non plus que de le faire digérer convenablement, car la tuberculose provoque souvent des troubles considérables dans les voies digestives.

Le plus fréquent est la perte partielle ou totale de l'appétit qui, par une sorte de fatalité, est d'autant plus marquée que l'organisme a un plus pressant besoin d'être restauré.

Cette anorexie, dont la cause est souvent obscure, s'observe quelquefois dès le début de la maladie. Mais, en général, elle marche de pair avec les progrès du mal. Elle est le grand ennemi du phtisique et la pierre d'achoppement de son traitement.

Plus tard, elle s'accompagne de toux gastrique, suivie de vomissements et de malaises dyspeptiques, qui, vers la fin de la maladie, se transforment en une véritable gastro-entérite. Mais le dégoût des aliments se présente souvent à l'état de trouble digestif isolé, à la phase initiale, ou à des périodes du mal encore susceptibles de guérison. Il peut avoir pour cause la fièvre, les douleurs de déglutition produites par des ulcérations laryngées ou la mauvaise assimilation, mais souvent aussi il est d'ordre nerveux ou psychique.

Dans ce dernier cas, il faut en chercher l'origine dans l'insuffisance ou l'uniformité de la nourriture, le manque d'exercice, l'indolence du malade, l'apathie de son entourage, la tristesse, le séjour au lit ou à la chambre et dans une foule d'autres facteurs souvent difficiles à supprimer dans la vie privée et que la discipline du sanatorium fait, en partie, disparaître.

L'exemple et la société des autres malades, la variété des menus, la surveillance incessante, les exhortations et l'autorité du médecin y triomphent de difficultés qui eussent été insurmontables, partout ailleurs.

Les règles de l'alimentation du phtisique varient avec chaque malade, selon ses goûts, ses habitudes et les mœurs du pays qu'il habite. Le seul principe général est celui de la multiplicité des repas : il a l'avantage de ne pas surcharger l'estomac et de stimuler l'appétit languissant.

Le régime alimentaire adopté dans les sanatoria allemands est, à peu près, le même dans tous. Le voici, tel qu'il est suivi à Falkenstein :

8 *heures du matin*. — Premier déjeuner se composant de café ou thé au lait, pain et beurre, beaucoup de beurre, et deux verres de lait. Il y a, à côté du sanatorium, une vacherie contenant seize bêtes très belles et bien nourries. Le lait servi aux malades est toujours frais; jamais il n'est bouilli. Les vaches, fréquemment renouvelées, sont l'objet d'une surveillance très attentive au point de vue de la tuberculose.

10 *heures du matin*. — Second déjeuner auquel assiste le médecin directeur, qui y voit tous les

malades et s'assure, par lui-même, de la façon dont ils se comportent à table. Ce repas se compose de pain fortement beurré, d'œufs frais et des verres de lait réglementaires, absorbés à petites gorgées. Les médecins allemands attachent une grande importance à ce dernier détail dans l'alimentation lactée. Dans quelques établissements, on fait boire le lait au chalumeau pour éviter les difficultés de digestion des grandes quantités qui, avalées rapidement, pourraient surprendre et surcharger l'estomac.

1 heure de l'après-midi. — Le principal repas de la journée, ou dîner, qui est très copieux. Voici le menu de celui que j'ai partagé avec les malades : Potage. Saumon sauce hollandaise. Roastbeaf à l'anglaise. Saucisses lard et choucroute. Dinde rôtie, salade et compote de fruits. Haricots verts. Entremets sucrés. Fromage et fruits.

Pour boissons, vin rouge ou blanc. Après le dîner, les malades prennent le café noir ou le café au lait, très à la mode en Allemagne, dans les jardins ou sous les galeries de repos.

4 heures du soir. — Un ou deux verres de lait avec pain et beurre.

7 heures du soir. — Souper : soupe à la farine d'orge ou d'avoine, viandes rôties, légumes, viande froide, salade et compote. Le tout arrosé de vin rouge. Dans certains sanatoria, Reiboldsgrün par exemple, le souper est fait à la bière, le vin étant réservé uniquement au dîner de la journée et le lait aux autres repas.

9 heures du soir. — Un verre de lait additionné de cognac. Le lait corse puissamment les repas quotidiens; il les remplace en partie ou en totalité quand le dégoût pour les aliments ordinaires est insurmontable.

Au total six repas, cuisine soignée et variété des plats permettant au malade de trouver celui qui doit exciter son appétit capricieux. A chaque table de la vaste salle à manger préside un des médecins assistants. Il surveille et raisonne le phtisique qui se refuse à manger, il combat son dégoût et, à force de patience et de persévérance, il réussit, la plupart du temps, à vaincre sa répugnance, quand elle n'a pas pour cause une lésion des voies digestives.

L'alimentation du phtisique, dans le sanatorium, ne diffère pas de celle de l'homme bien portant. On n'y recherche pas, de parti pris, tel ou tel aliment à l'exclusion des autres. Toutefois, j'y ai vu, presque dans tous, la viande crue figurer sur la table, sous forme de sandwichs et de canapés sur croûtons rôtis, semés de jaunes d'œufs durs et pilés et aromatisés d'épices : le tout très appétissant.

Le lait lui-même, malgré le grand usage qu'on en fait, soit sous forme de lait de vache, de chèvre ou d'ânesse, soit sous forme de koumiss ou de képhyr, n'est nullement considéré comme aliment fondamental, l'unique principe alimentaire étant, nous l'avons dit, la diversité des mets.

Cependant, si l'anorexie s'accompagne de dyspepsie, le régime lacté avec potages, œufs et alcool est appliqué jusqu'à complète disparition des troubles gastriques.

En résumé, le but est unique, suralimenter le phtisique, mais les moyens de l'atteindre peuvent varier presque à l'infini. Leur choix est subordonné à l'expérience du médecin; celui-ci doit surveiller de très près son cuisinier qui est son principal auxiliaire.

Le gavage à la sonde et les lavements nutritifs sont des moyens d'exception. Ils ne sont employés que momentanément, quand toutes les autres tentatives ont échoué. Les malades du sanatorium étant, pour la plupart, à une période antérieure à la cachexie, il est rarement nécessaire d'y recourir.

L'alimentation rationnelle triomphe, le plus souvent, en quelques semaines, de l'anorexie; peu à peu, la suralimentation par les procédés naturels lui est substituée. Elle ne tarde pas, à son tour, à enrayer la dénutrition et à réparer les pertes produites par elle.

Bien que varié, le régime oscille toujours entre les aliments les plus propres à reconstituer l'organisme : la viande sous toutes ses formes (boucherie, gibier, volaille, poisson) généralement très épicée pour stimuler l'appétit. Ni peptones, qui sont, d'ordinaire, mal préparées, ni poudres de viande le plus souvent répugnantes et dont les éléments azotés sont difficilement assimilables.

Viennent ensuite les œufs et les graisses (beurre, lard), qui enrayent les déperditions organiques et agissent dans le même sens que l'huile de foie de morue ; et enfin, le lait et l'alcool, ce dernier à la dose de 30 à 80 grammes en vingt-quatre heures, par petites rations répétées, comme stimulant et antidéperditeur.

Le cognac pur, dit Dettweiler, a une haute valeur. Dans les cas d'appauvrissement considérable du sang, de fièvres continuelles, son emploi méthodique présente les plus grands avantages. La méthode consiste à faire prendre au malade, pendant des semaines, outre le vin de table, une cuillerée à café de cognac toutes les deux heures. Les effets, presque immédiats sont : une sensation de chaleur et de bien-être, une légère excitation, la disparition du vertige et de la sensation de cons-

triction de la tête. Il n'y a pas le moindre accident
à redouter; l'alcool est pour le phtisique mieux
qu'un aliment de luxe; il est un véritable médicament et un agent d'une haute puissance dans le
traitement diététique de la tuberculose.

LA FIÈVRE

Les phtisiques d'un sanatorium sont divisés en
deux catégories : ceux qui ont de la fièvre et ceux
qui n'en ont pas. Ces derniers seuls sont soumis
au traitement général tel qu'il vient d'être décrit,
les autres sont l'objet de soins spéciaux.

La fièvre est pour le phtisique un symptôme
grave, d'abord par lui-même puisqu'il active la
déchéance vitale, et ensuite par l'importance du
processus morbide qu'il dénote.

Souvent insidieuse, elle se présente à toutes les
phases de la maladie : au début, avec le type inter-
mittent quotidien, à accès vespéral contre-balancé
par un abaissement de température le matin. A la
période de ramollissement, elle affecte une allure
plus capricieuse. Elle s'élève avec chaque poussée
congestive nouvelle, précipite l'usure des tissus et
s'accompagne d'une sudation excessive décelant
l'intoxication commençante. Enfin au degré ultime,
elle devient presque continue, et elle contribue

pour une large part, à hâter le dénouement.

Seul, le thermomètre permet de reconnaître ces diverses formes et d'instituer le traitement qui convient à chacune d'elles. La température des malades est prise régulièrement. On se sert à Falkenstein d'un thermomètre à maxima, recourbé en forme de pipe et qui s'applique dans la bouche. Il est très pratique pour les malades qui ne sont pas alités. Il ne les oblige, ni à se dévêtir, ni à suspendre la cure à l'air libre. Chaque malade a le sien et la température est surveillée, à diverses reprises, pendant les longues heures de repos sur la chaise-longue.

Tout phtisique dont la température dépasse 38° est consigné à la chambre et au lit. La chambre est largement aérée, mais la vie au plein air est suspendue jusqu'à la disparition des phénomènes fébriles. Pendant huit ou dix jours, les lotions froides sont appliquées. On les répète toutes les deux heures. Si l'hyperthermie résiste à ces moyens naturels, on a recours aux antithermiques : anti-pyrine, thalline, antifébrine, arséniate de quinine, acide salicylique, etc..., chaque sanatorium a son médicament de prédilection. Dans quelques-uns, on prescrit avec succès de hautes doses de cognac.

Quand cette thérapeutique a échoué, le malade est transporté sur un lit, au grand air, dans la journée. Mais, quelquefois, les sueurs profuses s'opposent à cette mesure, et les fiévreux sont soignés dans leur chambre.

Le plus souvent, le repos absolu, combiné avec l'aération permanente, le régime alimentaire spécial indiqué plus haut, et les affusions froides suffisent à faire tomber la fièvre en quelques semaines. Dans le cas contraire, celle-ci devient d'un pronostic des plus graves. Cependant, j'ai vu des courbes fébriles, d'une durée de plusieurs mois, établies sur des malades qui ont pu, après la détente, rentrer dans les conditions normales du traitement et marcher vers la guérison.

Il est de règle, dans les établissements fermés allemands, de redouter les phtisies accompagnées de fièvre et de considérer comme relativement bénignes les phtisies apyrétiques. D'où l'aphorisme qui a cours dans la plupart d'entre eux : « *C'est la fièvre qui tue la plupart des phtisiques.* »

Elle est assurément le plus grand obstacle aux effets salutaires du traitement hygiénique, puisque, d'une part, elle accélère la marche du mal et que, d'autre part, elle s'oppose à la mise en œuvre de la méthode dans son intégrité. Aussi, tant que la température est élevée et qu'elle se rapproche du type fébrile continu, on considère les chances de guérison comme réduites à leur minimum.

ÉDUCATION HYGIÉNIQUE

Il y a dans le traitement des établissements fermés, à côté des indications matérielles qui viennent d'être exposées, des exigences morales dont le médecin est obligé de tenir le plus grand compte. Son rôle, en effet, auprès du phtisique, est surtout celui d'un confident et d'un éducateur.

La partie pédagogique de la cure hygiénique a une importance prépondérante. Elle est considérablement facilitée par la vie de sanatorium. Le médecin, ayant son malade sous la main, a le loisir de le suivre, de le surveiller, de l'examiner autant qu'il le juge bon, sans que ce dernier puisse, comme c'est souvent le cas dans la clientèle de ville, avoir la moindre arrière-pensée sur la fréquence de ses visites.

La guérison d'un phtisique dépend le plus souvent d'une infinité de petits détails, en apparence futiles, en réalité capitaux. Leur observation, selon qu'elle est bien ou mal faite, peut être une question de vie ou de mort. Elle n'est pas toujours facile ! Car, c'est ici le côté artistique où le médecin ne saurait avoir d'autres guides que son esprit philosophique et son tact.

Le programme se résume, en effet, à ces deux grandes lignes :

1° Faire perdre les mauvaises habitudes ;

2° Les remplacer par des bonnes.

Quant aux moyens de le remplir, ils varient avec chaque malade et aussi avec chaque médecin.

Celui-ci, pour refaire une éducation, est souvent obligé de bouleverser de fond en comble la manière de vivre à laquelle le malade s'est habitué depuis de longues années. Un règlement ne saurait suffire pour obtenir un tel résultat, s'il n'est pas renforcé par une étude approfondie du caractère et des moyens d'en tirer parti.

Chez les uns, l'autorité peut suffire ; chez les autres, le raisonnement et la douceur réussissent mieux. En général, le malade allemand obéit, le Français se laisse convaincre ; quant à l'Anglais, il passe pour être le plus indocile : il est enclin à abuser des agents hygiéniques qui constituent le traitement, surtout en ce qui touche l'exercice musculaire auquel il s'adonne presque toujours avec excès.

Le phtisique doit être convaincu de la nécessité de modifier sa vie, non seulement pendant qu'il est en traitement, mais pour le restant de ses jours. Il ne lui suffit pas d'apprendre à guérir, il doit *apprendre à vivre*, s'il ne veut pas être exposé à des rechutes et à des échecs.

Plus tard, il transportera dans son milieu les

habitudes hygiéniques prises au sanatorium. Son exemple aura plus d'autorité sur l'entourage que tous les conseils théoriques. Le malade guéri plaidera mieux la cause de l'hygiène que le médecin et surtout il sera mieux écouté. On peut même envisager un avenir prochain où les exemples de guérison s'étant multipliés, le public aura enfin compris la valeur thérapeutique et prophylactique des moyens naturels. Il s'efforcera de les appliquer, les ravages de la tuberculose diminueront du même coup.

L'éducation du malade au sanatorium ne peut être fructueuse qu'à la condition d'être commencée à temps. Aussi, il serait nécessaire qu'elle fût préparée par une éducation préalable du public qui, souvent, comprend trop tard la nécessité de soigner les tuberculeux.

Que de fois le malade ne se décide pas à temps, alors qu'il pourrait le faire ! Il est retenu par des exigences de famille, par des devoirs, par des occupations. Il comprend parfaitement qu'il a besoin de s'arrêter, il ne se refuse pas à le faire, mais il demande un répit. Il lui faut quelques mois pour mettre ses affaires en ordre, puis il se soumettra aux exigences de son médecin. Pendant ce temps, le mal progresse et le phtisique s'aperçoit trop tard que le meilleur traitement reste impuissant quand il n'est pas appliqué au bon moment.

Bennett raconte l'histoire d'un de ses clients. Elle est très suggestive, car elle résume bien les difficultés qu'on rencontre à faire comprendre aux phtisiques riches leurs véritables intérêts. Tous les médecins ont éprouvé ces résistances.

« Un gros industriel, très connu à Londres, vient me consulter. C'était un homme de cinquante ans, fort, bien bâti, qui toussait et crachait depuis quelques mois, mais n'avait encore consulté personne. En examinant la poitrine, je découvris un dépôt phtisique considérable au sommet du poumon gauche, occupant une grande partie du lobe supérieur. Il y avait de la matité depuis la clavicule jusqu'à la troisième côte en avant et dans les fosses sus et sous-épineuses, avec souffle bronchique et râles humides, mais pas de cavernes. L'autre poumon paraissait sain, et les symptômes constitutionnels n'étaient pas très marqués.

« Le malade n'avait jusqu'ici modifié en rien ses travaux habituels ; il ne se savait pas atteint d'une maladie grave, se croyant simplement enrhumé. Sans antécédents héréditaires, le cas était évidemment favorable pour le traitement.

« Je conseillai donc au malade de quitter ses occupations, de se retirer des affaires et de passer l'hiver dans le midi de l'Europe, lui disant la vérité, qu'il était attaqué d'une phtisie déjà avancée, maladie le plus ordinairement fatale et qu'il s'agissait de vivre ou de mourir.

« Il me répondit qu'il comprenait la force de mes arguments ; ce que je lui demandais, il était disposé à le faire, mais « un peu plus tard ». Il avait des contrats à remplir, et, s'il s'en démettait, il perdait plus de deux millions. Ma réponse fut : « Si vous « avez les moyens de faire ce sacrifice, si, en le fai- « sant, il vous reste encore de quoi vivre, faites-le « et luttez pour la vie. Si vous gardez vos contrats, « les occupations, les inquiétudes, les travaux d'es- « prit qui vous ont, à la longue, affaibli et rendu « malade vous suivront et votre état s'aggravera « au lieu de s'améliorer. »

« Il me quitta, s'adressa à d'autres médecins plus faibles ou moins convaincus, resta en Angle- terre, exécuta ses contrats, gagna ses 2 millions et mourut l'été suivant, laissant 7 millions à ses deux filles ! Celles-ci épousèrent des jeunes gens sans fortune qui jouissent maintenant de l'argent qui coûta la vie à ce malade plus avide que clair- voyant. »

On s'étonne de voir la tuberculose résister sou- vent aux traitements dirigés contre elle, mais on oublie trop qu'il n'est pas une seule maladie qui soit aussi négligée à ses débuts et par le malade et par le médecin !

DISCIPLINE DE LA TOUX

L'exemple le plus frappant des résultats obtenus par l'éducation hygiénique est la discipline de la toux. Celle-ci surprend le visiteur qui pénètre pour la première fois dans un sanatorium ; on ne manque pas de la lui faire remarquer avec une certaine coquetterie.

Pour ma part, toutes les fois qu'il m'a été donné de prendre mes repas en compagnie des malades, à la table d'un établissement fermé, j'ai été frappé de l'absence des quintes de toux. Un jour notamment, je dînais avec 110 phtisiques, le repas dura plus d'une heure, personne ne toussa. Et comme je témoignais ma surprise au médecin, il me répondit : « Ce n'est pas l'heure ! »

La toux n'a de raison d'être que pour expulser des bronches les sécrétions. Toute quinte qui ne sert pas à cracher est inutile et nuisible puisqu'elle ralentit le travail de cicatrisation. Or, s'il n'est pas surveillé, le phtisique finit presque toujours, par tousser machinalement, nerveusement, par habitude et sans raison. En s'observant, il arrive facilement à se retenir et à ne plus tousser que par besoin d'expectorer. La toilette de ses bronches une fois faite, il sait éviter à sa poitrine toute secousse inutile.

Dettweiler résume la discipline de la toux dans cet aphorisme : « Un phtisique bien élevé ne doit pas se livrer à des manifestations bruyantes toutes les fois qu'il ressent des picotements dans la gorge : de même aussi, sauf quand il existe des complications du côté du larynx ou des cavernes, il peut s'opposer à tout effort d'expectoration. Cet empire que le malade acquiert sur lui-même est de la plus haute importance dans certaines formes de tuberculoses à hémoptysies contre lesquelles nous sommes si souvent désarmés. »

L'éducation du sanatorium met également les malades à même de bien comprendre les dangers de la contagion et les moyens simples qui permettent de l'éviter.

Une inscription « *Défense de cracher à terre et de se promener dans les couloirs avec des robes à traîne* » rappelle à ceux qui pourraient l'avoir oublié le rôle du crachat desséché dans la transmission de la tuberculose pulmonaire.

Des crachoirs sont disposés dans tous les coins : quelques-uns sont fixés au mur à hauteur de la poitrine pour que les phtisiques puissent s'en servir sans avoir besoin de se pencher en avant. Après bien des tâtonnements, on semble avoir donné la préférence au vase de verre, étranglé à sa partie moyenne, d'un nettoyage facile, avec des bords presque à pic pour que le crachat tombe facilement au fond, dans une solution antiseptique. Ces crachoirs sont en verre teinté rouge ou bleu qui a remplacé la faïence et la tôle émaillée. Ils sont de trois dimensions : un grand pour les pièces communes, comme crachoir collectif, un moyen sur la table de chaque malade, et enfin, un crachoir de poche à fermoir étanche, sorte de flacon plat, que chaque pensionnaire emporte avec lui dans sa promenade, pour perdre l'habitude de cracher dans son mouchoir ou à terre, même dehors.

Toutes les mesures sont observées pour éviter le transport des germes virulents. Aussi, les cas de contamination du personnel sont-ils des plus rares.

Les chambres sont désinfectées au complet, toutes les fois qu'il y a un changement de pensionnaire.

Pour obtenir les résultats qu'il est en droit d'attendre du régime des établissements fermés, le médecin doit avoir une volonté inébranlable. Il lui faut, après avoir fait passer sa conviction dans l'esprit du malade, savoir exiger de lui qu'il ne déroge jamais aux règles du traitement. Malgré sa patience, son dévouement et sa commisération, il ne doit pas manquer de fermeté.

A la première infraction aux règlements, le

malade est averti des dangers auxquels il s'expose. On lui montre l'intérêt qu'il a à ne jamais transgresser les ordonnances qui sont dictées par le seul désir de lui être utile. En cas de récidive, il est congédié définitivement comme insoumis et dangereux, par son mauvais exemple, pour le bon ordre de la maison.

Les sanatorias consacrées exclusivement aux phtisiques, ont l'avantage de préparer une pléiade de médecins spécialistes familiarisés avec l'étude de la maladie et de son traitement. De plus, le personnel des infirmiers, ne voyant jamais qu'une seule et même maladie, s'habitue mieux à son rôle toujours le même, mais qui cependant n'est pas sans exiger les connaissances spéciales indispensables pour éviter les fautes si souvent désastreuses pour le succès final.

Enfin l'établissement agencé pour recevoir et traiter une catégorie de malades peut réunir les installation matérielles qui leur conviennent plus particulièrement. Celles-ci, souvent très coûteuses, ne sauraient être que difficilement réalisées, soit à domicile, soit dans une maison de santé, si somptueuse fût-elle, qui recevrait n'importe quels malades.

La cure, pour être profitable, doit être prolongée aussi longtemps qu'il est nécessaire. Elle n'est pas compatible avec la vie errante, sans direction, même dans les stations qui jouissent d'un climat exceptionnellement favorable. Elle ne saurait être abandonnée aux caprices du malade. Ses résultats sont entièrement subordonnés à la façon dont elle est conduite. Un phtisique n'a de chance de se guérir que s'il le veut avec énergie et persévérance, et surtout s'il sait faire le sacrifice de son temps, de sa volonté et de ses intérêts et n'avoir d'autre ambition que celle de reconquérir le droit de vivre.

LE MORAL

Les critiques adressées aux établissements fermés reposent sur des idées préconçues, auxquelles les faits donnent un énergique démenti.

L'objection basée sur la contagion possible, n'a même plus besoin d'être discutée, puisqu'un phtisique ne saurait contracter dans un sanatorium la maladie qui l'a décidé à y entrer et que les mesures hygiéniques le mettent mieux que partout ailleurs à l'abri de toute autre contamination.

Celle soulevée au sujet de l'état psychique du malade est grave. On a accusé les établissements de phtisiques d'exercer une influence morale déprimante sur le tuberculeux appelé à contempler le spectacle assez peu réconfortant de ses compagnons de misère.

Il est hors de doute que les malades impressionnables, faibles de caractère ou d'esprit au point de ne pouvoir envisager la vérité en face, ne sont pas de ceux qu'il est facile de guérir pas plus chez eux que dans un sanatorium.

« On ne peut, dit Bennett, leur faire comprendre la gravité de leur état. Ils font ce qui leur plaît et souvent regardent le médecin qui veut les éclairer comme un tyran qu'il faut fuir ou tromper. Ils n'ont pas assez de bon sens pour suivre les conseils sérieux. Ils ne veulent rien sacrifier, ni plaisir, ni argent, ni ambition, pour ressaisir la vie qui leur échappe. Un tel état mental est d'un pronostic grave, quelque favorable que soit le cas à d'autres points de vue. »

Mais, pour les esprits pondérés qui savent comprendre l'importance de leur mal et la nécessité d'y remédier, le sanatorium est loin d'être un épouvantail. Dans l'un deux, j'ai trouvé perdu, au fond de l'Allemagne, avec deux Français pour toute compagnie, un interne des hôpitaux de Paris, que son chef de service y avait envoyé à la suite d'hémoptysies, décelant une tuberculose pulmonaire au début.

Isolé au milieu d'une population de malades dont il ne parlait pas la langue, éloigné de sa famille et de son pays, inquiet des révélations récentes de son maître, il était dans les conditions les plus propices au développement du spleen. Or, voici son état d'âme dépeint par lui-même :

« Pour tout phtisique qui entre dans un établissement fermé, la première impression est la tristesse, surtout pour ceux qui, peu atteints, ont pu jusqu'alors mener la vie de tout le monde.

« L'aspect de tous ces malades, couchés sur des chaises longues, enveloppés dans des couvertures, est en effet peu réjouissant. Il semble qu'on vient s'enterrer et que le seul fait de se mettre ainsi dans la longue file de chaises va vous rendre plus malade.

« C'est là une impression très passagère. Elle s'efface vite quand on a constaté, d'abord qu'on est très bien sur une chaise longue, ensuite que tous les voisins sont très gais. Car, il n'y a pas à le nier, la majorité des malades est loin de la mélancolie. De temps à autre, on en voit bien revenir quelques-uns, navrés et presque pleurant d'un examen dont le résultat est mauvais, mais cela ne dure qu'un instant. Au fond, tous, même les plus gravement atteints, ceux qui savent qu'ils ont dans les poumons des plaies qui ne pourront que s'améliorer sans jamais guérir complètement, sont pleins de confiance.

« Cette confiance est due, en partie au médecin, en partie au malade lui-même.

« Le médecin, à force de répéter tous les jours les mêmes encouragements, finit par convaincre son client qu'il guérira, ou tout au moins, qu'il aura une amélioration telle qu'on peut la considérer comme la guérison. Les arguments qu'il emploie pour arriver à ce résultat varient avec chacun. Ils font partie des ressources psychologiques dont dispose tout médecin pour réconforter un patient. Ils ont, ici, d'autant plus de poids, qu'ils sont employés d'une façon continue.

« Le malade, au surplus, prend confiance de lui-même, car il éprouve toujours un mieux sensible, pendant son séjour à l'établissement. On use d'un moyen simple pour augmenter cette confiance. Chacun est persuadé que, s'il gagne du poids, c'est qu'il est sur le chemin de la guérison. Or, ici, nous sommes soumis à un système d'engraissement par le repos et la suralimentation. Il en résulte que, au bout d'un mois, tout le monde a augmenté : pour ma part, j'ai gagné six livres. Je vous laisse à juger la joie des malades après la pesée mensuelle.

« En résumé, l'impression générale est loin

d'être la tristesse. Elle est quelque chose de mieux que la gaîté. C'est une grande sérénité engendrée par la certitude de guérir. Grâce à cette sérénité, les malades plaisantent et rient à journée entière, ce qui est le cas dans le hall où je suis couché.

« Ajoutez à cet état d'âme un égoïsme profond tel qu'on ne le rencontre que chez les malades. Que les autres guérissent, meurent, restent stationnaires, s'améliorent ou dépérissent, tout cela n'inquiète personne : on ne se préoccupe que de soi.

« Ce dernier point n'appartient pas, en propre, aux malades des sanatoria. C'est un fonds commun à l'humanité entière ; mais une maladie à évolution lente, comme la phtisie, le développe dans une large mesure. »

Cette psychologie du phtisique par un phtisique se résume en un seul mot : l'espérance. C'est l'espérance qui l'a amené au sanatorium, c'est elle qui l'y maintient.

Le talent du médecin consiste à savoir l'entretenir et la développer ; elle est le plus important facteur de traitement puisque, sans elle, tous les autres sont frappés d'impuissance.

L'autorité morale de certains directeurs d'établissements fermés sait inspirer à leurs pensionnaires une foi inébranlable que jamais n'effleurent ni la discussion, ni le doute.

L'art du spécialiste doit s'appliquer, avant tout à créer cette confiance robuste. Je ne suis pas près d'oublier l'intonation avec laquelle un de mes amis, médecin français, hospitalisé à Falkenstein, m'interrogea après ma visite au docteur Dettweiler : « Que vous a dit de moi le Geheimrath ? » — (Le Geheimrath, le conseiller intime, titre de noblesse administrative sous lequel tous les malades le désignent comme pour mieux affirmer son prestige.) Le malheureux était perdu à bref délai, il le savait, il me l'avait dit avant de partir pour l'Allemagne. Depuis qu'il était au sanatorium, il se refusait à le croire et déjà il se voyait sur la voie de la guérison. A défaut d'autre résultat qui d'ailleurs était impossible, le régime de l'établissement fermé avait réussi à réconforter le moral de ce mourant, naguère découragé.

Vivant côte à côte, dans un contact permanent, les malades s'examinent les uns les autres, s'étudient et se jugent. Mais leur jugement, quelquefois juste pour le voisin, est toujours plus favorable pour l'intéressé qui le fait.

Les décès, eux-mêmes, n'ébranlent pas ce beau calme que donnent la confiance et l'optimisme. « Il a commis des imprudences, » disent les malades en parlant du compagnon qui vient de succomber, et la vie sereine de la maison reprend son cours normal.

Au surplus, dans ces établissements où l'on n'accepte que les tuberculeux encore curables, les décès sont rares, et, comme les fiévreux gardent la chambre, il est facile de faire observer la même règle aux trop malades. On s'habitue vite à ne plus les voir sous les galeries de la cure d'air. Après quelques jours de disparition, on ne pense déjà plus à eux. et, quand ils meurent dans leur chambre, le décès passe presque inaperçu, d'autant qu'on s'efforce de le dissimuler.

Tout est mis en œuvre pour cultiver la foi ainsi que l'espérance et écarter les causes qui pourraient les troubler. Ce qui, en somme, est facile, car le malade y met beaucoup du sien.

RÉSULTATS

Il est hors de doute que de tous les traitements appliqués jusqu'à ce jour à la phtisie pulmonaire, l'hygiène rationnelle a donné de beaucoup les meilleurs résultats.

Clifford Arbutt et Ruedi, sur 55 phtisiques, ont obtenu 37 améliorations durables ; dans plusieurs cas, la guérison put être considérée comme complète.

Hermann Weber, sur 75 malades ayant passé au moins cinq mois à la cure d'air dans des stations d'altitude, a constaté 18 guérisons, 28 améliorations sensibles.

Sur 554 phtisiques traités par Brehmer, en 1888, 49 furent complètement guéris, 71 furent presque complètement guéris, c'est-à-dire que, tout en continuant à tousser un peu, ils jouissaient d'une santé en apparence parfaite et n'avaient plus dans leurs crachats, ni bacilles, ni fibres élastiques, soit 21,6 p. 100 de résultats favorables ; 23 restèrent stationnaires ; 34 moururent.

Les autres éprouvèrent une amélioration qui se traduisit par une augmentation de poids de 11 livres en moyenne. Mais, fait à remarquer, les phtisiques qui passèrent l'hiver dans l'établissement furent privilégiés au point de vue de l'augmentation du poids. Sur 150, il en mourut 17, aucun résultat appréciable ne put être constaté sur 6 d'entre eux, mais les 127 autres augmentèrent en moyenne de 19 livres et demie chacun.

Les résultats obtenus à Falkenstein ont été soigneusement enregistrés et publiés en 1886, pour une période de dix années, par Dettweiler, dans les termes suivants :

« De 1876 à 1886, l'établissement a reçu 1.325 malades. De ce chiffre, il faut défalquer ceux qui n'étaient pas phtisiques, ainsi que ceux qui ont séjourné moins d'un mois. Il reste encore

1.022 cas de tuberculose pulmonaire dont le diagnostic reposait sur l'existence des signes physiques habituels et depuis la découverte des bacilles, sur l'examen bactériologique confirmant les résultats de l'auscultation.

Sur ces 1.022 malades, 132 quittèrent le sanatorium avec une guérison complète et 110 avec une guérison relative. La guérison relative comprend tous les cas qui, avec l'apparence d'une bonne santé, avec le bon fonctionnement de tous les organes, en particulier du cœur et des poumons, ont conservé quelques signes physiques, tels que craquements ou râles dans les points précédemment malades ou une légère expectoration purulente.

Sur les 132 malades complètement guéris, j'en ai choisi 99 dont j'avais conservé l'adresse et dont j'étais en droit d'attendre une réponse digne de confiance. Je leur écrivis directement ou à leur médecin et j'ai reçu 98 réponses.

Onze de ces malades étaient morts (en partie de maladies étrangères à la tuberculose), ce qui fait une mortalité de 25 p. 1 000 se rapprochant de la mortalité normale, 12 malades avaient eu une rechute dans l'intervalle, mais ils s'étaient de nouveau complètement rétablis. Trois étaient encore malades, un seul n'a pas répondu.

Il reste donc 72 phtisiques complètement guéris, dont 37 hommes et 35 femmes. Les lésions siégeaient 19 fois à droite, 10 fois à gauche, 43 fois aux deux sommets.

La durée moyenne du traitement de ces 72 malades a été de 142 jours. Or, les tableaux de Leyden et de Fraentzel donnent pour chaque cas guéri par les autres méthodes, dans des stations différentes, une moyenne de 335 jours.

Sur ces 72 malades, 4 seulement ont eu besoin de faire un nouveau séjour à Falkenstein ; tous les autres ont continué chez eux le genre de vie auquel ils avaient été soumis au sanatorium.

Au point de vue des lésions, 27 étaient des phtisies légères, 23 moyennes, 17 graves.

En résumé, sur 1.022 malades, on en renvoie guéris complètement 132, relativement 110, soit un total de 24,2 p. 100. Ces chiffres concordent avec les statistiques de Meissen qui a trouvé une proportion de 27 p. 100 de guérison sur 732 cas.

Telle est, dans ses grandes lignes, la physionomie du sanatorium pour le traitement hygiénique de la phtisie pulmonaire. Dans un semblable établissement, il faut envisager les résultats pour apprécier, à leur juste valeur, les moyens par lesquels ils sont obtenus.

Ceux-ci sont, en théorie, d'une simplicité si grande que la description en semble quelque peu enfantine, mais, en pratique, ils prennent une importance considérable. Le praticien, qui, après les avoir étudiés dans un livre, se croirait en mesure de les appliquer avec fruit ne tardera guère à se heurter à de grosses difficultés

C'est dans le contact intime et permanent des malades que l'homme de l'art doit puiser les ressources psychologiques, sans lesquelles il ne saurait être un « *médecin de phtisiques* ». La vie de sanatorium lui apprendra à descendre des hauteurs sereines de la science dans le domaine de la prosaïque réalité. Et là, les pratiques sont grandes non par la pompe dont on les entoure, mais par les fruits qu'elles produisent. C'est pourquoi, malgré sa modestie apparente, le traitement hygiénique de la phtisie a survécu à toutes les méthodes brillantes et bruyantes qu'on a souvent tenté de lui substituer.

III

SANATORIA POUR LES PHTISIQUES PAYANTS

ALLEMAGNE. — AUTRICHE-HONGRIE. — NORWÈGE. — SUISSE

Allemagne.

GÖRBERSDORF

Görbersdorf est un petit village enfoui dans la vallée de la Steine, orientée du nord-ouest au sud-est, à 561 mètres au-dessus du niveau de la mer.

Il est situé au sud de la Silésie prussienne sur le versant méridional de la chaîne du Reisengebirge (Montagnes des Géants) dont les contreforts couverts d'immenses forêts l'entourent de toutes parts, très escarpés du côté du nord, en pente douce vers la Bohème.

SANATORIUM BREHMER

Le voyageur qui arrive à Görbersdorf par la

gare de Friedland, station de la ligne de Breslau à Chotzen. est frappé, en entrant dans le village, par la vue d'une énorme construction en briques rouges, d'aspect étrange.

Elle se dresse au milieu des arbres, tel un vieux manoir gothique sur un décor d'opéra. Tours,

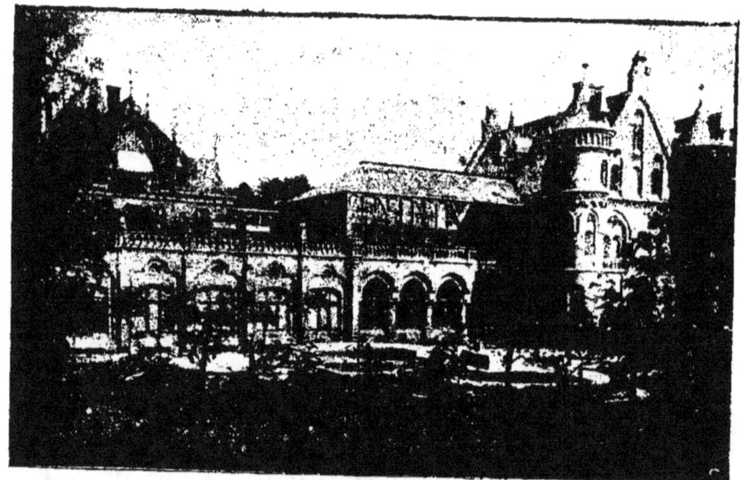

Fig. 8. — L'Ancien Curhaus Brehmer (Görbersdorf).

tourelles, poivrières, flèches, encorbellements, ogives, meneaux, toits pointus, fenêtres historiées, perron d'honneur, forment un ensemble architectural quelque peu prétentieux, mais qui n'est pas sans charme.

Ce monument n'est autre chose que le premier sanatorium qui ait été fondé, en Allemagne, pour le traitement de la phtisie. Il a été commencé en 1859, par le docteur Brehmer et achevé dans ces dernières années.

Il se compose de trois bâtiments édifiés sur une même ligne à des époques différentes et reliés entre eux par des passages couverts et des galeries vitrées formant jardin d'hiver.

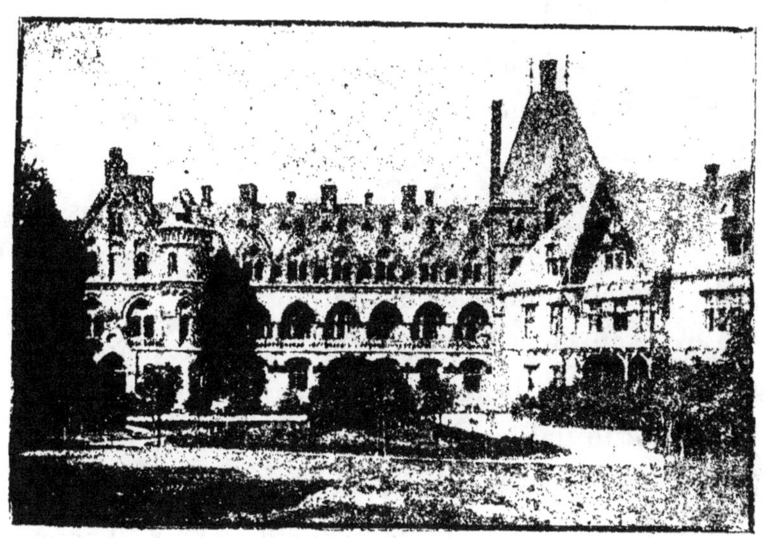

Fig. 9. — Le Nouveau Curhaus Brehmer (Görbersdorf).

Le pavillon central est réservé à la direction et aux appartements du médecin. L'aile droite, qui est la plus ancienne, est désignée sous le nom de « Ancien Curhaus, » par opposition au « Nouveau Curhaus » qui occupe toute la partie gauche.

Ce dernier, dont le portail en saillie est encadré de deux grosses tours, comporte trois étages. La façade en est garnie d'une galerie à arcades ogivales sur laquelle s'ouvrent toutes les chambres du premier. L'étage supérieur est éclairé par des fenêtres à la Mansart.

L'escalier monumental qui dessert le Nouveau Curhaus est orné de fresques et de maximes du genre de celles-ci :

« Un malade n'a rien de mieux à faire que de travailler à se guérir. »

« Le malade doit, jusqu'à sa guérison, rester où il se trouve bien. »

Les appartements des malades donnent tous sur un vaste corridor central. Leur ameublement est gothique comme la construction.

L'Ancien et le Nouveau Curhaus sont plantés au milieu d'un fort beau jardin en palier, orné de massifs et de fontaines.

Trois annexes, la Villa Rosa, la Maison-Neuve et la Maison-Blanche, pouvant recevoir chacune une dizaine de malades, complètent le sanatorium. Elles sont destinées à loger les pensionnaires qui ont besoin de repos ou d'isolement, ainsi que les phtisiques désirant s'y installer avec leurs familles.

Le jardin se continue par un vaste parc boisé, dessiné sur le flanc de la montagne. Des sentiers, aux pentes graduées, le sillonnent en tous sens et conduisent jusqu'à la forêt qui s'étend à plusieurs lieues à la ronde.

Des abris et des repos y sont ménagés au bord des allées et à tous les carrefours. Bancs, chaises, fauteuils rustiques, hamacs, cabines, grottes, chalets permettent de fréquentes stations au malade qui, par des côtes adoucies, monte jusqu'à la terrasse découverte dominant toute la contrée.

Dans le parc de Görbersdorf tout a été organisé pour offrir aux malades des petites excursions charmantes et faciles. Il peuvent, à leur gré, selon leurs forces, et, surtout, d'après le programme tracé par le médecin, se promener en terrain plat ou sur un sol accidenté, se reposer, assis ou couchés, dans le coin du parc qu'ils préfèrent, s'isoler ou se grouper. Une seule condition leur est imposée, celle de ne pas séjourner dans la maison en dehors des heures de repas. Pendant les mauvais temps, les malades se réunissent dans le jardin d'hiver, sous la galerie-balcon ou dans les chalets de repos du parc. Mais il faut que la température soit bien inclémente pour que le médecin ne les oblige pas à partir en promenade.

Brehmer, en effet, était partisan de l'exercice en plein air comme base du traitement hygiénique de la phtisie. Dans son sanatorium, on ne voit pas les vastes vérandas, meublées de chaises longues. sous lesquelles les malades passent la presque totalité de leurs journées.

Ici, le repos à l'air n'est imposé qu'aux fébricitants ou aux tuberculeux atteints par une complication. Tous les apyrétiques, quel que soit le degré de leurs lésions pulmonaires, doivent circuler dans le parc, tantôt à l'ombre, tantôt au soleil. On leur enseigne la façon de marcher la tête relevée, les épaules rejetées en arrière, et celle de respirer méthodiquement. Ils arrivent ainsi à gravir, après quelques semaines d'entraînement, les sentiers les plus escarpés du parc, sans fatigue, sans essoufflement et sans tousser. A la moindre trace de gêne, il leur est enjoint de s'arrêter à l'abri le plus proche où ils trouvent des sièges, des couvertures et des livres.

Cette cure ambulante est, à coup sûr, moins monotone que celle par immobilité prolongée, mais elle n'est pas admise par la plupart de phtisiologues allemands. Ils la considèrent comme impossible à diriger, et, par conséquent, dangereuse en raison des imprudences qui peuvent être commises par les malades.

Le régime alimentaire comprend cinq repas par jour, renforcés par quatre grands verres de lait en supplément. Une ferme et une vacherie font partie des dépendances de l'établissement. Les malades vont y boire leur ration de lait, aux heures prescrites par le médecin. En cas de fièvre, le régime lacté est appliqué à l'exclusion de toute autre alimentation, à la dose de trois litres de lait en vingt-quatre heures, administrés à raison d'un verre toutes les heures.

Le kéfir est en grande vogue au sanatorium Brehmer. Il est fabriqué à la ferme. On l'emploie surtout dans les cas de troubles gastro-intestinaux, et aussi contre les sueurs nocturnes concurremment avec les boissons alcooliques.

Au retour de la promenade du matin, le malade est soumis au traitement hydrothérapique. Celui-ci varie avec chaque sujet et pour un même sujet, avec son degré d'entraînement.

Au début, il consiste en simples lotions d'eau froide acidulée. Puis, viennent les enveloppements partiels ou totaux dans le drap mouillé, suivis d'une séance de massage. Enfin, les malades les plus endurcis reçoivent des douches froides, auxquelles je fais le double reproche d'être administrées sous forme de pluie et de frapper la peau avec beaucoup trop de violence.

De traitement par les médicaments, il n'est jamais question à Görbersdorf, dont la pharmacie se réduit aux quelques substances indispensables pour les complications accidentelles de la tuberculose pulmonaire.

A toute personne familiarisée avec les exigences de la construction hospitalière, une visite au sanatorium Brehmer ne peut manquer de produire l'impression que j'ai éprouvée moi-même.

Celui qui l'a bâti s'est trop préoccupé du côté architectural, et pas assez des agencements hygiéniques qui ont été, sur plusieurs points, sacrifiés à la mise en scène. C'est ainsi que toutes les chambres du premier étage dans le Nouveau Curhaus ne sont éclairées qu'en deuxième jour. Les appartements du second sont en partie mansardés.

Ces fautes sont sans excuse : elles ne sont pas imputables au désir de réaliser des économies, mais au parti pris de faire une façade décorative.

Avec l'argent dépensé en sculptures, en créneaux, en peintures murales, en escaliers gothiques, quelle belle ventilation on eût pu installer ! Elle était d'autant plus nécessaire que les fenêtres n'ont ni vasistas, ni vitres perforées. Il y a bien, dans le haut de quelques pièces, des ouvertures d'évacuation pour l'air vicié, mais sans orifice correspondant pour l'accès de l'air pur.

Le chauffage obtenu par un calorifère à air chaud, l'éclairage par des lampes sont trop primitifs. Ils ne répondent pas aux magnificences de l'architecture.

Il ne m'appartient pas de discuter la méthode hygiénique adoptée par Brehmer, puisque, dans ses mains, elle a donné des résultats équivalents à ceux obtenus par un procédé différent dans les autres sanatoria. Brehmer était un précurseur, ceux qui l'ont approché le considèrent comme un homme de génie. La plupart des médecins qui dirigent les asiles de tuberculeux en Allemagne ont été formés à son école. Les modifications qu'ils ont apportées à sa méthode portent plus sur la forme que sur le fond.

Mais Brehmer est mort depuis deux ans. Son sanatorium est passé en des mains étrangères aux choses de la médecine.

Le médecin qui lui a succédé n'est plus qu'un employé à la solde des propriétaires actuels. Malgré sa compétence et sa bonne volonté, il ne peut avoir dans la direction de l'établissement l'autorité sans partage et même un peu despotique de Brehmer, dont l'énergie et la science avaient su faire de Görbersdorf le premier et le plus grand sanatorium d'Europe pour le traitement hygiénique de la phtisie.

SANATORIUM ROMPLER

A quelques centaines de mètres du majestueux sanatorium Brehmer s'élève un établissement de proportions moins grandioses, mais tout aussi confortable quoique plus simple.

Établi en 1875 par le docteur Rompler qui en est encore le médecin et le directeur, ce sanatorium peut recevoir cent malades.

Il se compose du Curhaus proprement dit, et d'une série de petits châlets disséminés dans un magnifique parc attenant à la forêt. Celle-ci, plantée au flanc de la montagne, est sillonnée de chemins en pente douce montant à travers les pins à une altitude de 800 mètres, avec des abris et des repos tout le long de la route.

Les phtisiques, dans leurs promenades réglées par le médecin, trouvent en grimpant la côte un charmant chalet suisse, situé à 600 mètres au-dessus du niveau de la mer. Ils peuvent y séjourner plusieurs heures, intallés en plein soleil sur ses balcons sous ses vérandas. Cet asile de repos est largement pourvu d'aliments et de boissons ainsi que de livres. La sieste là-haut, comme but d'un exercice permis et utile, constitue une distraction très recherchée des malades. Elle apporte une heureuse diversion aux monotonies de la cure d'air au repos.

Dans le jardin, autour du corps de bâtiment principal, de longues et belles galeries couvertes, encadrées de verdure, sont aménagées avec un confort supérieur à celui de la plupart des autres établissements fermés d'Allemagne.

Celles du rez-de-chaussée sont utilisées pour la promenade à l'abri du vent, tandis que la spacieuse terrasse ouverte du premier sert à la cure d'air au repos ; couverte d'un vitrage, elle est très chaude, très ensoleillée. On y jouit d'une vue délicieuse. Les malades y séjournent de longues heures, sans ennui, quand le repos absolu leur est prescrit.

Les phtisiques sont logés dans une grande maison à quatre étages, à laquelle deux plus petites sont reliées par une galerie élevée d'un rez-de-chaussée avec toit plat.

L'entrée principale du Sanatorium donne, d'un côté, sur une vaste et luxueuse salle à manger ; de l'autre, sur un fort beau jardin d'hiver. Celui-ci, bien chauffé et admirablement ventilé, est le séjour de prédilection des pensionnaires, quand le temps ne leur permet pas la cure en plein air.

Ils s'y reposent, couchés au milieu des palmiers et des plantes de serre.

Au travers des vitres qui les entourent de toutes parts, leur regard s'étend jusqu'à l'horizon, où se profile, majestueuse, la silhouette estompée des Montagnes des Géants.

Au milieu du massif central se dresse sur son socle

la statue de « l'Espérance », patronne de ce lieu de repos et de guérison. Ce détail, joint à tous les soins minutieux de coquetterie qui sautent aux yeux, montre que la main d'une femme guide la marche de l'établissement. Mme Rompler est le collaborateur assidu et dévoué de son mari. Il suffit d'échanger quelques mots avec les malades pour comprendre l'importance matérielle et morale que peut avoir une vraie mère de famille sur les destinées d'un sanatorium de phtisiques.

Ceux qui croient encore qu'un établissement fermé équivaut à une maison de détention, ou tout au moins à une caserne, n'ont qu'à visiter celui-ci : ils ne tarderont pas à se convaincre que la discipline thérapeutique emprunte son autorité, non au caporalisme, mais à l'affection et au dévouement de la vie familiale.

Le traitement de Rompler est, avant tout, éclectique. Il ne procède pas d'un parti pris coulant tous les malades dans le même moule, mais de l'observation permanente de chacun d'eux.

La base est celle des sanatoria allemands, mais l'application comporte aussi bien l'exercice que le repos, pourvu que l'un et l'autre se passent au grand air.

Une visite à cet établissement, bien qu'il ne soit ni le plus luxueux, ni le plus important, est faite pour rallier les adversaires du traitement de la tuberculose dans des sanatoria fermés.

SANATORIUM DE LA COMTESSE PUCKLER

A Görbersdorf, ou mieux, à côté de Görbersdorf, se trouve un troisième sanatorium plus récent et moins vaste que ceux qui viennent d'être décrits. Il a été fondé grâce à la générosité de la comtesse Marie Puckler dont il porte le nom.

Il est très simplement installé dans une villa qui ne peut recevoir qu'un nombre limité de malades.

Le prix de pension, très réduit, rend cet établissement abordable pour beaucoup de phtisiques qui doivent renoncer aux grandes maisons de cure par raison budgétaire. Il y a même un quartier spécial où les malades peu fortunés sont acceptés à raison de 25 marks par semaine.

Le docteur Weicker qui le dirige a, dans ces derniers temps, créé un service spécial pour les enfants de tout âge, issus de parents tuberculeux.

Tout en évitant le surmenage corporel, on y donne à l'exercice en plein air une préférence marquée sur l'immobilité. Celle-ci est réservée aux phtisiques fébricitants, qui doivent éviter tout travail musculaire. Ils ne sont cependant pas privés complètement de promenade, car on les roule à travers les allées du parc dans une petite voiture où ils restent allongés. Mais dès que la température fébrile dépasse 38°5, le repos absolu au lit est prescrit.

Quant aux malades apyrétiques, ils peuvent circuler. L'hiver, on leur donne même quelques leçons de gymnastique, accompagnées de conférences sur l'hygiène du phtisique et de son entourage.

Après chaque repas, les pensionnaires sont astreints au repos sur la chaise longue ; le plus léger trouble dans les fonctions digestives est une cause de suppression des promenades.

L'hydrothérapie consiste en lotions ou enveloppements humides, suivis de frictions sèches ou à l'alcool ; la douche n'est employée sous aucune forme.

FALKENSTEIN

De tous les établissements fermés pour le traitement de la phtisie, le plus universellement connu est celui de Falkenstein dans le Taunus, à 25 kilomètres de Francfort-sur-le-Mein. Il doit sa réputation indiscutée à la perfection de son agencement et surtout à l'autorité scientifique de Dettweiler qui en est le médecin directeur.

La description du régime suivi dans ce sanatorium a été faite plus haut en même temps que celle du traitement hygiénique de la phtisie dans les établissements fermés pour lesquels il peut servir de modèle. Il suffira, pour la compléter, de reproduire quelques notes inédites extraites du *Journal d'un phtisique*, qui m'a été confié par un médecin français en traitement à Falkenstein.

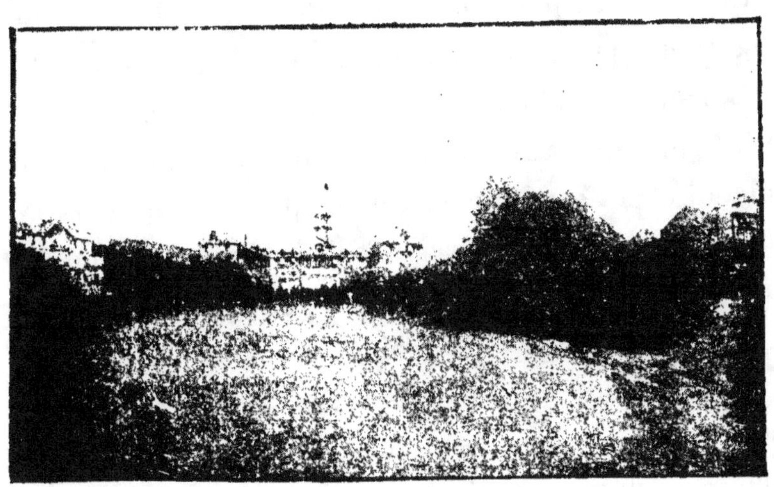

Fig. 10. — Le sanatorium de Falkenstein

« Le jour de son arrivée, le malade va rendre visite au médecin directeur. Le lendemain matin, il est visité, examiné, ausculté par un Conseil médical composé du médecin en chef et de ses deux assistants.

Tous les détails de l'examen sont inscrits sur un registre spécial avec le poids du malade et les réponses faites par lui dans son interrogatoire. L'analyse de l'urine et des crachats complète l'examen clinique. Pour l'analyse des crachats qui est fréquemment à renouveler, chaque malade reçoit un petit godet de verre, hermétiquement fermé par un couvercle également en verre sur lequel est gravé son nom. Ce même godet lui servira pendant toute la durée de son séjour à Falkenstein.

En général, pendant le premier mois, le malade reçoit le matin, vers sept heures, dans son lit, une friction sèche faite avec un linge rugueux. Le mois suivant, la friction est faite à l'alcool, puis à l'alcool et à l'eau par parties égales ; enfin, vers le quatrième mois, on arrive à l'eau froide appliquée sous forme de frictions avec un gant de crin. Enfin, on passe aux affusions froides sur la poitrine et graduellement, sans secousses, on arrive à l'hydrothérapie. Celle-ci, toutefois, est réservée, sous forme de douche en jet, à certains cas spéciaux, points douloureux dans la poitrine, état nerveux, anémie disproportionnée avec les lésions, etc...

Vers huit heures, le malade se lève et se rend au premier déjeuner, puis il va se promener dans la forêt ou reste étendu sur sa chaise longue, suivant la prescription du médecin. Entre le second déjeuner, dix heures, et le dîner, une heure, séance de cure à l'air libre. Puis de deux heures, jusqu'au souper de sept heures et demie, le malade ne quitte pas un instant sa chaise longue. On lui apporte sous les galeries de repos son repas de quatre heures. Après le souper, nouvelle et dernière sieste dehors jusqu'à dix heures où tout le monde va se coucher. Il y a une amende pour tout malade trouvé dans les couloirs après cette heure.

Chaque mois a lieu la visite détaillée du malade par les médecins : contrôle du poids, examen des crachats et, s'il y a nécessité, des urines, laryngoscopie, etc...

Les visites ordinaires sont faites tous les jours. Outre son apparition rapide dans la salle à manger, du second déjeuner du matin, Dettweiler fait, dans l'après-midi, une tournée dans les halls et les divers pavillons où sont installés les malades sur leurs chaises longues.

Aux deux grands repas, les médecins assistants mangent avec les malades. Quiconque a un conseil à demander peut leur parler à la sortie de table.

Les malades qui gardent le lit sont visités au moins deux fois par jour, matin et soir, par un médecin. Les visites sont plus fréquentes si la gravité du cas l'exige.

Pour tout médicament, on emploie les antithermiques chez les fiévreux, la révulsion dans les poussées aiguës, et encore celle-ci n'est-elle faite qu'à l'aide d'un linge trempé dans l'eau tiède ou froide qu'on applique sur la poitrine, recouvert d'une flanelle et d'un taffetas gommé. Enfin, aux premiers froids, certains malades s'introduisent dans les narines un petit inhalateur composé de deux tubes métalliques disposés en fer à cheval et garnis d'un tissu poreux sur lequel on a versé du menthol. On évite ainsi, paraît-il, les coryzas et leurs suites, quelquefois graves chez le phtisique. »

Falkenstein est à 420 mètres d'altitude, la pression barométrique moyenne y est de 735 millimètres.

La façade principale de l'établissement est tournée au sud-est. La plupart des chambres reçoivent le soleil pendant presque toute la journée. Les malades couchent la fenêtre ouverte, avec un paravent pour les protéger, sinon, la fenêtre demi-ouverte.

Le chauffage est à vapeur à basse pression dans les nouveaux pavillons et à circulation d'eau chaude dans les anciennes constructions. L'éclairage est au gaz.

Les pièces communes : salon de musique, salon de conversations, salle de lecture, bibliothèque, sont, pour la plupart exiguës, sans doute pour que les malades y séjournent peu.

Les chaises longues sont très douces. Le patient n'y éprouve aucune fatigue. Chaque malade a une petite table près de lui pour placer ses livres. Il peut aussi écrire à l'aide d'un pupitre qu'il place sur ses genoux, tout en étant à demi couché.

En résumé, aération, suralimentation, repos et excitation cutanée constituent tout le traitement de Falkenstein.

Fondée en 1874 par l'initiative privée, la maison de santé de Falkenstein a été ouverte en 1876, pour la clientèle aisée [1].

Le bâtiment principal, qui, à lui seul, constituait en principe tout l'établissement, est élevé sur caves, d'un rez-de-chaussée, de deux étages carrés et d'un étage de combles. Il se compose d'un corps principal de 50 mètres de long et de 14 mètres de large et du côté du midi, de deux ailes d'environ 23 mètres de long sur 8 mètres de large, terminés par des pavillons à quatre pans coupés. Ces deux ailes ne sont pas perpendiculaires à la façade; elles forment avec elle un angle d'environ 105 degrés.

Cette disposition de plan adoptée dans le but de laisser les façades intérieures exposées au soleil le plus longtemps possible tout en se servant de ces ailes pour abriter le jardin central qu'elles détermi-

____

(1) D'après Belouet, architecte de l'Assistance publique de Paris.

nent, a donné jusqu'à présent les meilleurs résultats.

Aussi, dans les adjonctions ultérieures, on a accentué ce parti pris en disposant les bâtiments nouveaux sous des angles de 150 degrés sur la façade principale.

Cette disposition est excellente, surtout si, du côté du nord et de l'ouest, on pouvait n'avoir que les dégagements ou les chambres de service. Ce n'est pas absolument le cas à Falkenstein.

Une galerie dessert toute la façade méridionale. En avant et en contre-bas de 80 centimètres environ, existe une large marquise en fer couverte de zinc, de 3^m,50 de largeur et garnie de rideaux qu'on peut fermer en cas de pluie et sous laquelle se tiennent, couchés sur des lits de repos et enveloppés de couvertures, les malades soumis à la cure d'air libre.

A l'ouest, un promenoir de 35 mètres de long sur 3 mètres de large, formé par des châssis vitrés, est relié par un dégagement à l'aile droite du bâtiment principal. Ce promenoir peut être chauffé. Il donne accès au pavillon d'extrémité, élevé de trois étages sur caves et renfermant, au rez-de-chaussée, le service médical, une salle de garde, un parloir, la chambre du Conseil et des chambres d'employés ; aux étages, le logement des médecins de l'établissement.

En contre-bas de ce promenoir et sur toute sa longueur est adossé un bâtiment dont la toiture ne dépasse pas les appuis des châssis et qui contient le service hydrothérapique et la lingerie.

A proximité de ces bâtiments, on a construit une série de salles ouvertes, orientées au midi, et des kiosques dont quelques-uns peuvent tourner autour d'un pivot central, de façon à suivre le soleil.

A l'est du bâtiment principal, et en communication directe avec lui, est la salle à manger, avec l'économat.

Une cour intérieure donne jour et air aux dégagements de ces services et aux cabinets de toilette, ainsi qu'aux water-closets du bâtiment principal.

Autour d'elle sont groupées les salles à manger des administrateurs, des employés et des gens de service, l'office des vivres et celle de la verrerie. Un escalier à proximité assure les communications avec les cuisines, très confortablement installées au sous-sol, avec dépendances, chambre froide pour la conservation des viandes, du poisson et des provisions en général, caves à vin, à bières, etc., etc...

Revenant au rez-de-chaussée, un vestibule donne accès, par deux grandes portes à deux vantaux, à une vaste salle à manger de 24 mètres de long sur 12 mètres de large et 10 mètres de haut, et éclairée par huit énormes baies.

Cette salle, qui peut contenir facilement 200 personnes, est fort bien décorée. Malheureusement, on a voulu assurer la communication de plain-pied entre elle et le bâtiment principal. Or, par suite des différences de niveau du terrain, le promenoir couvert, de 65 mètres de long sur 3 mètres de large, qui donne accès au pavillon de l'extrémité de cette aile, passe, au droit du hall, à 2 mètres en contre-haut. De cette façon, les appuis des fenêtres sont, dans la salle à manger, environ, à 3 mètres au-dessus du sol.

Du côté opposé, les murs sont pleins. On n'a donc, de cette salle, aucune vue sur les jardins, ce qui est absolument regrettable, surtout dans une pareille situation. Deux escaliers intérieurs situés aux angles de la salle, du côté du jardin, donnent directement accès au promenoir.

Les vastes proportions de cette salle facilitent le fonctionnement de la ventilation et l'évacuation de l'air vicié. La température y est facilement maintenue constante pendant la durée des repas.

Le pavillon d'extrémité de cette aile est également élevé de trois étages sur sous-sol. Il renferme des chambres de malades et de serviteurs. Une salle de bains y est également installée.

Les étages supérieurs du bâtiment central sont occupés par les chambres des malades. Ces chambres sont fort simples et sans aucune tenture. Elles ne présentent que le confortable strictement nécessaire, de façon que les habitants ne soient pas tentés d'y rester en dehors des heures consacrées au sommeil.

Un système spécial de fermeture permet de laisser les fenêtres toujours entr'ouvertes pendant la nuit.

En arrière et séparés de l'établissement par une route, on trouve les services généraux : buanderie, étuves, usines à gaz, vacheries, etc., etc...

L'eau nécessaire à l'établissement est fournie par une source située à 80 mètres plus haut. Cette source donne, en quantité suffisante, une excellente eau potable qui arrive à l'établissement avec une température de 8 à 10 degrés.

L'écoulement des eaux, ménagères et autres, surtout pour un établissement de poitrinaires, créa dès l'abord de sérieuses difficultés, les propriétaires du sol inférieur refusant de recevoir des eaux ainsi contaminées. Aussi, lorsque l'établissement prit de l'extension, on dut installer un système spécial pour la désinfection des eaux avant leur sortie de l'enceinte. Ce système, dû à l'architecte Lindley, fonctionne dans la perfection, et les eaux traitées ne révèlent à l'analyse aucun principe dangereux.

Fort simple et relativement peu coûteux, il pourrait s'appliquer heureusement dans certains de nos établissements situés hors Paris, où l'écoulement libre des eaux d'égout sur le territoire des communes ou dans les ruisseaux voisins est une cause fréquente de conflits avec les municipalités.

Toutes les eaux de l'établissement, aussi bien les eaux ménagères que celles des cabinets d'aisances, les eaux de toilette, etc., sont réunies dans une sorte de collecteur général, où sont aussi projetées les matières fécales.

Toutes ces eaux sont dirigées sur un petit bâtiment bien isolé dans les bois, et renfermant deux bassins en ciment d'une dimension suffisante pour recevoir chacun toutes les eaux sales produites par l'établissement en l'espace de vingt-quatre heures. Ces deux bassins sont mis en communication par un siphon qui se trouve dans une sorte de petit caveau étanche et facilement accessible.

Dans ce caveau est un récipient, renfermant une solution concentrée de sulfate d'alumine, dont le prix en Allemagne est fort peu élevé. Ce récipient est en communication avec le siphon au moyen d'un tube de petit diamètre par lequel le sulfate d'alumine est aspiré et se mélange, au passage, avec les eaux qui vont remplir le deuxième bassin. De ce second bassin, où elles ne séjournent que vingt-quatre heures, les eaux sont amenées par une canalisation dans un autre bâtiment semblable au premier, mais renfermant quatre bassins de décantation où elles peuvent reposer au moins quarante-huit heures.

Au bout de ce temps, les matières en suspension ont été précipitées par le sulfate d'alumine et les eaux sortent de leur bassin relativement claires et dépourvues de tous principes nuisibles. Elles s'écoulent alors dans la propriété, où elles accomplissent un assez long parcours, et de là regagnent, par les fossés des routes, les ruisseaux voisins.

Les matières précipitées au fond des bassins sont enlevées tous les huit jours environ, mises en cavalier dans la prairie voisine et recouvertes de terre sur laquelle on sème des graines de plantes vivaces. Au bout d'un an ou deux, ces cavaliers sont démolis et la terre en est répandue dans la propriété ou bien transportée dans les champs avoisinants.

Depuis 1883, ce système fonctionne à la grande satisfaction de l'établissement et des voisins immédiats.

Dans la propriété, aux environs du bâtiment, sont disposés des chemins horizontaux et d'autres en pente, ainsi que divers jeux permettant de graduer les exercices que doivent faire les malades.

HOHENHONNEF

Sur la rive droite du Rhin, au pied des Sept Montagnes, entre Linz et Bonn, à 200 mètres d'altitude, s'élève le majestueux sanatorium de Hohenhonnef, dominant le village de Honnef.

Inauguré en octobre 1892, cet établissement est le plus jeune et le plus grand de toute l'Allemagne. Il réunit tous les derniers perfectionnements de l'hygiène et de la construction moderne.

On pourrait presque lui reprocher d'être trop luxueux.

Les salles communes, salons, salle à manger, bibliothèque, jardin d'hiver ont un confort que le voyageur le plus exigeant oserait à peine rêver pour le meilleur des hôtels de luxe.

Les chambres les plus petites n'ont pas moins de 70 mètres cubes, les planchers en sont doubles. Malgré la perfection du chauffage à circulation d'eau et de la ventilation, chacune d'elles est munie de sa cheminée.

Un parc superbe, se continuant par la forêt, entoure cet établissement qui semble être un modèle, mais qui est encore trop récent pour avoir fait ses preuves.

Le médecin qui le dirige, le docteur Meissen,

est l'ancien assistant de Dettweiler. Aussi, tout à Hohenhonnef semble-t-il inspiré par le souvenir de Falkenstein.

REIBOLDSGRUN

La chaîne de montagnes l'Erzgebirge (Montagne du Minerai) s'étend du nord-est au sud-ouest, entre les forêts de Thuringe et les Monts des Géants. Elle forme la frontière naturelle entre la Saxe et la Bohême. Son altitude moyenne est de 750 à 800 mètres au-dessus du niveau de la mer. Quelques-uns de ses sommets atteignent 1.200 mètres.

Cette chaîne est constituée par une série de lignes parallèles, séparées les unes des autres par des vallées plus ou moins profondes au fond desquelles coulent les petits affluents de l'Elbe.

Le ruisseau « Zinsbach » s'est creusé sa petite vallée de 40 mètres de profondeur, sur le versant tourné du côté de la Saxe, à une altitude de 690 mètres.

Tout le système montagneux de la région est couvert de magnifiques forêts de pins et de sapins sur une longueur de 150 kilomètres et sur une largeur de 20 à 30 kilomètres, sans interruption. Le sol, volcanique, est à la fois perméable et dur, il absorbe très rapidement l'eau pluviale et ne forme jamais de poussière.

C'est dans ce site pittoresque et privilégié que Driver a fondé, en 1873, le sanatorium de Reiboldsgrun. Cet établissement est éloigné de tout centre d'habitation. Il est isolé au milieu de la forêt, à une demi-heure de marche du hameau le plus proche et à 5 kilomètres d'Auerbach, station d'une ligne secondaire qui se relie avec la route principale Berlin-Leipzig-Hof-Munich.

Cette situation est particulièrement favorable. Elle assure un air d'une pureté absolue, elle évite aux malades les imprudences et les tentations.

Le repos du corps et de l'esprit y sont complets. Les splendeurs du paysage font oublier les tristesses de son isolement.

Le climat de Reiboldsgrun diffère peu de celui de l'Allemagne centrale, il est toutefois moins humide.

Le pays est connu depuis 1725, pour ses eaux ferrugineuses, très fréquentées par les malades des environs. Il avait même son petit établissement thermal qui est devenu un des bâtiments de service du sanatorium, construit sur les terrains environnants.

Le sanatorium de Reiboldsgrun se compose de petites villas de 12 à 20 chambres, disséminées dans le parc, et d'un bloc central, le Curhaus, où se trouvent réunis les salons, les salles à manger, le cabinet de lecture et les services communs.

Un passage couvert réunit le Curhaus au service médical (consultation, laboratoire, hydrothérapie) qui occupe le rez-de-chaussée de la principale des villas où sont logés les phtisiques. Celle-ci communique, à son tour, avec les autres parties du sanatorium par de grandes galeries qui servent pour la cure d'air par les mauvais temps.

En dehors des jours de pluie et de grand froid, cette cure à Reiboldsgrun se fait en plein bois, sans autre abri que celui des arbres. Il y a, de place en place, dans la forêt, des petits pavillons où les malades peuvent s'abriter. Ils y séjournent sur leurs chaises longues, environ cinq heures par jour en deux séances.

L'hydrothérapie, et surtout les enveloppements humides du thorax, ainsi que les frictions sèches sont les seuls adjuvants du traitement par l'aération continue, qui soient employés par le docteur Wolff, directeur de ce sanatorium, où il passe environ 300 tuberculeux par année.

La plupart de ces malades sont des habitants du royaume de Saxe, appartenant à la classe moyenne de la société.

La discipline thérapeutique adoptée à Reiboldsgrun est, à peu de choses près, celle des autres sanatoria allemands. La seule caractéristique de cet établissement est son isolement qui rend la surveillance facile et compatible avec une liberté relativement assez grande, dont les malades ne peuvent faire d'autre usage que de se promener dans les immenses forêts du voisinage. Ces promenades font partie du traitement.

SAINT-BLASIEN

Au milieu de la Forêt Noire, dans la vallée de l'Alb, affluent du Rhin, à 772 mètres au-dessus du niveau de la mer, se trouve le petit village de Saint-Blasien, où le voyageur, descendu à la station d'Albbruck sur la ligne de Bâle à Francfort, peut se rendre en trois heures et demie de voiture.

L'endroit est un des plus pittoresques de ce coin de l'Allemagne, si riche en paysages délicieux. Le climat y est merveilleux, grâce à l'immense rideau de forêts qui tamise l'air et aux hautes montagnes qui arrêtent les vents. Aussi, la végétation de cette vallée est-elle luxuriante.

Au point de vue médical, Saint-Blasien est caractérisé par une insolation intense, un air sec et calme, et un hiver peu rigoureux.

Le sanatorium ouvert en 1881 est admirablement agencé. Il se compose d'un bâtiment principal et de deux villas qui lui sont reliées par de longs promenoirs vitrés pour la cure en plein air.

Chacune de ces constructions est munie de terrasses, de balcons et de vérandas.

Tous les détails de ventilation, de désinfection, d'éclairage électrique, de chauffage au bois, d'hydrothérapie et de confort général y sont à peu près exempts de critique.

La méthode thérapeutique est identique à celle de Falkenstein et l'importance des résultats favorables prouve en faveur de la façon judicieuse avec laquelle elle est appliquée.

Le docteur Haufe, directeur de cet établissement, a fait une enquête, en 1891, sur les malades qui y ont été traités depuis dix ans. Il a obtenu les renseignements suivants, relatifs à des phtisiques ayant quitté le sanatorium depuis un temps variable : 46 n'ont pas répondu, 5 sont morts, 12 ont eu une rechute après une trêve de trois à six années, 201 sortis depuis deux ans au moins et jusqu'à dix ans font leur travail sans éprouver d'arrêt, tout en continuant à tousser, 72 peuvent être considérés comme à toute épreuve, depuis un temps qui varie de trois à dix ans.

Parmi ces derniers se trouvent 6 officiers qui, depuis plusieurs années (l'un d'eux depuis six ans) ont fait leur service sans aucune interruption. Les uns avaient eu des symptômes de phtisie aiguë, les autres étaient tuberculeux depuis longtemps et avaient eu des hémoptysies répétées.

En outre, sur ces 72 guéris, 21 avaient atteint la troisième période de la phtisie. Ils perdirent leurs bacilles et augmentèrent de poids dans des proportions énormes, 10 à 20 kilogrammes. La durée du traitement oscille entre quatre et quatorze mois.

SANATORIA DE LA FORÊT NOIRE

(Badenweiler. — Nordrach. — Schömberg.)

Il existe dans la Forêt Noire plusieurs autres établissements. Dans sa partie ouest, à Badenweiler, petit hameau de 600 habitants, se trouve un petit sanatorium.

Construit à 420 mètres d'altitude, l'établissement se compose d'un vaste chalet en bois, placé au milieu d'un fort beau parc.

Il est fréquenté en majeure partie par les phtisiques, mais il reçoit également d'autres malades et des convalescents. Ce curhaus est plutôt une pension de famille ; il ne figure dans cette étude de sanatoria que parce que, paraît-il, il doit faire place prochainement à un grand établissement, exclusivement consacré au traitement de la phtisie.

Le sanatorium du docteur Otto Walther à Nordrach, dans la Forêt Noire badoise, est plus spécialement affecté au traitement des affections pulmonaires. Il peut recevoir trente-quatre malades.

A Schömberg, dans la portion wurtembergeoise de la Forêt Noire, le docteur Baudach a fondé, il y a quatre ans, un sanatorium qui a été agrandi l'an dernier.

Cet établissement, ouvert été comme hiver, a toutes ses chambres orientées au midi. Il possède des vérandas et des galeries pour la cure d'air qui y est appliquée avec le même soin et d'après la même méthode que dans les grands établissements fermés.

Une section est réservée aux phtisiques peu fortunés. Moyennant un prix de journée modique, ils y reçoivent tous les soins que réclame leur état, et peuvent y suivre, dans d'excellentes conditions, le traitement hygiénique de la tuberculose.

Schömberg est à 650 mètres d'altitude. Le pays montagneux est entouré, de toutes parts, par de grandes forêts de pins et de haute futaie.

Le climat est celui de toute la Forêt Noire.

SANATORIA DU HARZ

(Saint-Andreasberg. — Rehburg. — Altenbrack.)

Le groupe des montagnes du Harz qui se dresse à l'est de la Weser est un des plus remarquables de l'Allemagne. Il est isolé au milieu de la plaine, où il s'étend du sud-est au nord-ouest. On y rencontre de profondes vallées, plantées de sapins et de nombreuses sources qui attirent, chaque année, les touristes et les malades.

La ville de Saint-Andreasberg, située dans le Harz supérieur (Oberhraz), à 600 mètres d'altitude, compte 3.400 habitants. Elle est devenue, dans ces dernières années, une station d'été de plus en plus fréquentée. Une maison de santé y a été fondée en 1887 par le docteur Jacubash ; elle est plutôt un établissement thermal qu'un sanatorium au sens médical du mot, puisqu'elle s'adresse à une clientèle ayant besoin d'un traitement hydro-thérapique.

Toutefois, les phtisiques du Hanovre viennent en grand nombre à Saint-Andreasberg demander leur guérison à son merveilleux climat. Aussi insensiblement, l'institut hydrothérapique se transforme-t-il en établissement spécial pour le traitement de la phtisie. Déjà des aménagements ont été faits dans une villa de seize chambres, en vue d'appliquer la méthode hygiénique : vérandas, jardins, galeries de repos. Les malades qui y sont logés suivent les règles diététiques fixées par Brehmer.

Mais ce n'est encore là qu'un début, et, actuellement, Saint-Andreasberg ne présente pas toutes les garanties des établissements fermés, puisque les malades, logés en ville, échappent pendant une partie de la journée et toute la nuit, à la surveillance des médecins.

Rehburg, situé dans la même région montagneuse, est à une altitude beaucoup plus faible que Saint-Andreasberg : 150 mètres seulement au-dessus du niveau de la mer. Des montagnes couvertes de bois de sapins l'abritent de tous les vents froids.

Un premier sanatorium pour quinze malades fut ouvert, en 1886, par le docteur P. Kaatzer, au milieu du village. Il se trouve au centre d'un parc qui est limitrophe de la forêt.

La méthode hygiénique qui y est appliquée est renforcée par les injections de tuberculine de Koch et l'ingestion de café créosoté qui semble donner d'assez bons résultats.

Un second sanatorium qui peut recevoir une vingtaine de malades vient d'être inauguré en 1894 à Rehburg. Il a été fondé par le docteur Michaelis. Son installation, quoique réduite, est conforme aux données de l'hygiène. Les malades y suivent le traitement de Gorbersdorf sans aucune adjonction, ni modification.

C'est à Rehburg également que la ville de Brême a placé un de ses hôpitaux populaires pour phtisiques pauvres, dont il est fait mention plus loin.

Enfin, à Altenbrack, dans le Harz inférieur (Unterharz), existe un petit sanatorium pour le traitement spécial de la phtisie.

Autriche-Hongrie.

En Autriche-Hongrie, le sanatorium de *Neu-Schmecks* est placé dans un des points les plus pittoresques des Carpathes, à 1.004 mètres d'altitude. Il est dirigé par le docteur Von Szontagh qui attache la plus haute importance aux réactions cutanées associées à la cure d'air. L'hydrothérapie, le massage et les lotions froides jouent un grand rôle dans la méthode thérapeutique suivie à Neu-Schmecks où les malades ne se rendent guère que dans la saison d'été.

Norwège.

TONSAASEN

Beaucoup plus important est le sanatorium norwégien de Tonsaasen, placé sous la direction du docteur Andvord.

Cet établissement, situé entre Bergen et Christiania, à 600 mètres d'altitude, se compose de six bâtiments séparés, construits en bois de sapin.

Chacune de ces maisons est entourée de préaux ouverts, orientés vers le sud pour la cure au plein air.

Des galeries couvertes relient ces diverses constructions entre elles.

La station de Tonsaasen est fréquentée par des malades de toutes catégories. Le sanatorium actuel a débuté par une maison de santé hydrothérapique dont l'installation est complète, avec bains simples chauds et froids, bains de vapeur, bains térébenthinés, etc... Il n'était ouvert que l'été.

Mais le climat du pays est extrêmement doux. si on le compare à celui du reste de la Norwège. Il rappelle celui des Alpes dans les stations d'altitude. La hauteur des montagnes qui l'entourent, ainsi que les immenses forêts assurent un calme atmosphérique très appréciable dans ces régions froides.

En dehors du printemps avec la fonte des neiges et de l'automne qui sont désagréables et humides, le reste de l'année y est très favorable à la cure d'air des tuberculeux.

L'été n'a pas de chaleurs fatigantes, il est rendu agréable par les belles et courtes nuits de Norwège pendant lesquelles les malades ont à peine besoin de regagner leurs chambres. La vie dehors d'une façon permanente y serait presque possible.

L'hiver y est froid, sec et sans vent, ni surtout sans poussière puisque, pendant cinq mois, le sol est sous la neige. Il rappelle beaucoup l'hiver de Davos.

L'ancien Curhaus balnéaire tend de plus en plus à se spécialiser dans le traitement des phtisiques.

On peut y recevoir 90 malades. Cet établissement a inauguré la cure d'air faite pendant l'hiver en Norwège.

Un phtisique français en quête d'un sanatorium résume de la façon suivante l'impression qu'il a ressentie en visitant Tonsaasen : « Bien que presque complètement inconnu en France, le nom de Tonsaasen est très populaire dans les pays du nord où il jouit d'une grande renommée.

« Tonsaasen, le sanatorium par excellence de la Norwège, depuis qu'il existe, a déjà attiré des quantités considérables de malades. Une fois qu'il sera mieux connu, nul doute qu'il ne devienne le rendez-vous préféré des étrangers qui, épris du charme sauvage et grandiose de ce pays, viendront demander à son air pur et tonique le rétablissement de leurs forces.

« Malgré son altitude, Tonsaasen, situé dans un

repli de montagne, est complètement à l'abri des vents froids du nord et des vents humides de l'ouest. Sa température, exceptionnellement égale, est relativement douce. Pendant six mois, le sol est recouvert de neige sur laquelle les plus vaillants font des excursions, soit en traîneau, soit sur des « Sky » (patins à neige), sport favori de la Norwège. Les plus faibles font la cure d'air, soit sous les vérandas qui sont fort bien aménagées, soit dehors, en plein midi, où, grâce au calme de l'atmosphère, ils ne contractent jamais le moindre rhume et sans être incommodés par la température qui descend quelquefois à — 25° centigrades. Toutefois, la température moyenne de l'hiver oscille entre — 2 et — 11°.

« En été, on arrive facilement en une journée de Christiania à Tonsaasen. Une partie de la route se fait en chemin de fer, l'autre par bateau, sur un des jolis lacs dont la Norwège est si largement dotée. En quittant le bateau, le parcours s'achève en voiture par une merveilleuse route.

« Quand on a respiré une fois l'air saturé d'ozone de ces immenses forêts vierges, embaumé par les senteurs du « Linnea Borealis » aux parfums de vanille, quand on a vécu là les longs jours d'été où à peine le soleil se couche, laissant une traînée de pourpre sur les glaciers lointains, on n'a plus qu'un désir, celui de rester dans ce beau pays et quand on a dû le quitter, on aspire à y revenir. »

Bien que peu médicales, ces notes sont intéressantes pour le médecin. Elles lui permettent de pénétrer la pensée intime du malade, qui n'est pas une quantité négligeable dans le traitement de la phtisie.

Suisse.

DAVOS

Étant donnée la configuration géographique de la Suisse, il était tout indiqué que les médecins du pays, cherchant à utiliser les ressources de la nature, devinssent des partisans convaincus des sanatoria d'altitude.

La haute montagne a pour effets physiologiques d'activer les fonctions organiques. Elle stimule la circulation, facilite la respiration et la digestion et surtout elle augmente le nombre des globules sanguins. Cette dernière action, dont le mécanisme est encore mal défini, mais dont la réalité ne saurait être mise en doute, a pour conséquence de vivifier l'organisme. Elle explique la plupart des résultats favorables que les malades, atteints de déchéance vitale, retirent d'un séjour prolongé dans un climat d'altitude.

Le docteur Fischer, d'Arosa, pense que l'effet bien-
faisant des hauts plateaux des Alpes sur la tuberculose, n'est pas due uniquement à des influences
météréologiques. Il doit exister, me disait-il, une
action spécifique sur les lésions tuberculeuses. En
effet, les tuberculoses externes y ont une tendance
marquée à la guérison pour laquelle le régime de
vie au grand air et le traitement hygiénique ne
sauraient être mis seuls en cause.

A l'appui de cette manière de voir, il citait
l'exemple d'une malade, non phtisique, atteinte
d'une tuberculose sous-cutanée du bras. Depuis plusieurs années, elle vient périodiquement à la montagne. Chaque fois qu'elle monte, son affection
disparaît pour revenir dès qu'elle retourne à la
plaine. Cependant, elle ne suit aucune méthode
thérapeutique et ne change rien à son genre de vie.

Cet optimisme est excessif. L'action encore
imparfaitement connue des hautes altitudes sur
l'organisme humain est dû à la pureté de l'air
exempt de poussières et de germes organisés, à la
diminution de la pression atmosphérique et de
l'humidité qui ont pour corollaire l'intensité de la
chaleur solaire. Les nouveaux arrivants, même
s'ils sont bien portants, doivent passer par une
phase d'acclimatement : celle-ci a été étudiée avec
le plus gand soin par Veraguth.

Au début, il se produit souvent une rougeur assez vive de la peau, qui peut aller jusqu'à l'érythème, avec, parfois, un peu de conjonctivite. Le sommeil est plus léger, il peut devenir impossible. Les cardiaques et les anémiques éprouvent des palpitations et de la dyspnée. La respiration, plus fréquente et plus profonde, entraîne des déperditions d'eau, augmentées par l'abondance des urines. La pression sanguine diminue.

Peu à peu, ces phénomènes disparaissent. Le sommeil redevient normal, les troubles respiratoires et cardiaques diminuent, puis cessent. L'appétit est augmenté ainsi que la force musculaire et l'aptitude au travail cérébral. La pression sanguine s'élève, la quantité d'urine diminue et tombe au-dessous de la normale ainsi que le chiffre de l'urée.

Chez les malades du poumon, la respiration dans l'air des montagnes devient plus ample. Elle apporte au tissu pulmonaire une quantité d'air plus grande qu'à la plaine. Il en résulte une augmentation très notable de la capacité thoracique, et, par suite, une ventilation mieux faite dans les sommets où la circulation aérienne est généralement plus paresseuse.

Les tissus adipeux sont brûlés plus vite dans les altitudes. Ce fait, combiné avec l'augmentation des déperditions aqueuses, explique la diminution du poids du corps qui s'observe presque constamment. Cette combustion exagérée exige une plus grande production de chaleur, elle s'accompagne d'une excitation nerveuse. Aussi, les névropathes, les cachectiques, les cardiaques et les emphysémateux supportent-ils mal le séjour dans la montagne. Il est même des sujets n'appartenant à aucune de ces catégories qui ne peuvent s'y acclimater. Ils sont pris d'anorexie, de dégoût, quelquefois de vomissements, ils ont toujours froid ; sans cesse fatigués et harcelés par le sommeil, ils sont forcés de renoncer à habiter les hauteurs alpines.

Dans les montagnes, l'air des vallées encaissées est renouvelé périodiquement par des courants atmosphériques qui se produisent presque à heure fixe. Ces vents ont une grande importance. Ils donnent au climat ses propriétés toniques et vivifiantes. Dans les Alpes suisses, ils sont au nombre de trois :

1° Le *vent de la vallée* qui souffle dans la journée de la plaine vers les sommets ;

2° Le *vent de la montagne*, courant inverse, est le vent du soir. Il est quelquefois très violent. Le vent de la vallée est chaud, la présence du soleil le rend même agréable ; celui de la montagne est froid, humide et pénétrant. Il commence à souffler peu après le coucher du soleil et détermine un refroidissement et une humidité brusques qui, à certains jours, sont très marqués ;

3° Le *Fœhn*, vent accidentel, soufflant en moyenne quarante jours par an, qui est l'apanage exclusif des Alpes, entre Genève et Salzbourg. Très sec et très chaud, il atteint parfois une violence terrible : il déracine les arbres, renverse les chalets, soulève les pierres et fond la neige plus vite que le soleil le plus ardent.

Le Fœhn exerce sur l'homme une action dépressive considérable qui se fait sentir même chez les plus robustes. Elle se traduit par des maux de tête, de la fatigue, de l'oppression, de l'insomnie, avec une sensation générale de langueur et de dégoût pour tout travail et quelquefois des saignements de nez et chez les tuberculeux, des hémoptysies.

Tous ces effets sont dus à la chute considérable du baromètre qui accompagne le Fœhn et à la brusque élévation de température qu'il produit.

Telle est, esquissée à grands traits, la physionomie médicale des stations climatériques d'altitude de la Suisse, dont la plus connue pour le traitement hivernal des phtisiques est Davos.

Davos est situé dans une haute vallée du canton de Glarus, orientée du nord-est au sud-ouest, et traversée par un petit torrent, le Landwasser. Cette vallée, dont l'altitude moyenne est de 1.560 mètres au-dessus du niveau de la mer a environ 12 kilomètres de long sur un de large. Abritée au nord par un rempart des hautes chaînes de montagnes aux cimes neigeuses, elle est protégée à l'est par un puissant contrefort qui fait saillie dans la vallée qu'il domine.

Au midi, la vallée s'étend couverte de prairies surmontées de forêts de sapins et de mélèzes.

A l'entrée nord, se trouve un premier village, Davos-Dörfli, puis, la vallée fait un coude, s'élargit et on rencontre Davos-Platz. Vers le sud, un troisième village, Frauenkirch, après lequel la vallée commence à se rétrécir, pour devenir gorge et se terminer par un défilé étroit, d'un caractère sauvage et imposant.

Il y a trente ans, Davos était un petit village pauvre où vint s'échouer un médecin badois fort distingué, le docteur Spengler, que ses idées politiques avaient chassé de son pays, à la suite de la révolution de 1848.

En 1862, un savant climatologiste allemand, Meyer-Ahrens, passa par Davos. Spengler lui fit part de ses remarques sur le climat du pays et sur les heureux résultats qu'il en retirait pour le traitement des phtisiques. Deux observations importantes furent publiées par Meyer-Ahrens. Elles attirèrent l'attention du docteur Unger, médecin allemand, qui, atteint de phtisie, avait déjà suivi le traitement de Brehmer, à Görbersdorf. Unger vint à Davos et y guérit. Dès lors, il unit ses efforts à ceux de Spengler pour faire connaître au monde médical le parti qu'on pouvait tirer de la vallée dont la situation topographique et climatérique est véritablement privilégiée.

Le succès ne répondit pas immédiatement à leur appel. Le séjour d'hiver dans les neiges de la haute montagne choquait trop les idées courantes. En 1863, huit malades seulement prirent le chemin de Davos, mais, peu à peu, les phtisiques vinrent plus nombreux, et, depuis plusieurs années, ils affluent de tous les pays d'Europe et d'Amérique. Le petit bourg de Davos-Platz est devenu une grande station en vogue. Les anciennes maisons ont fait place à de grands hôtels modernes, construits avec tous les progrès de l'hygiène, dont le Curhaus est le type le plus parfait. Quelques villas, et de nombreuses maisons particulières, la plupart bâties avec goût et luxe, s'étagent sur les flancs de la montagne.

Sur les trottoirs de la grande route qui traverse Davos, circule en hiver la foule des malades. La neige couvre le sol, elle brille avec intensité sous les rayons ardents du soleil; le ciel est d'un bleu intense comme sur les bords de la Méditerranée. La lumière est tellement vive que les promeneurs s'abritent sous de larges parasols et se protègent les yeux avec des lunettes à verres fumées. Sur les bancs et les chaises de la promenade, des gens tranquillement assis semblent ne pas se douter que le thermomètre est bien au-dessous de zéro.

La neige ne fond pas ; elle reste pulvérulente, ou elle se prend en croûte à la surface, et pendant tout l'hiver, le sol est recouvert de ce tapis qui supprime toute poussière. Pendant des mois, les voitures sont transformées en traîneaux et les habitants circulent sur des patins.

L'hiver de Davos est caractérisé par un air froid, peu de vent, intensité considérable des rayons solaires, sécheresse de l'air, absence de poussières. Le pays présente les qualités primordiales d'une station hivernale : *peu de vent, beaucoup de soleil.* (de la Harpe).

La variabilité du climat d'été contraste avec la stabilité de celui d'hiver. En été, Davos a un air chaud et agité, en hiver un air froid et tranquille. (Huggard).

Entre ces deux saisons, se place la période tant redoutée de la fonte des neiges qui fait fuir les malades. L'expérience a montré que la fonte des neiges est moins dangereuse qu'on le croit et le nombre des personnes qui restent à Davos toute l'année va toujours en augmentant.

Quand Spengler vint s'installer à Davos, il constata que cette haute vallée est située dans la zone d'immunité tuberculeuse. Cette réputation fut la principale cause du succès; elle est pieusement entretenue par les habitants du pays dont elle fait la fortune. Cependant quand on voit tant de phtisiques rassemblés sur un même point, on est en droit de se demander si la trop grande prospérité de la station ne devient pas un danger.

Depuis la construction de la voie ferrée qui relie Davos à Landquart, les inconvénients sont encore plus marqués. Les hôtels deviennent d'immenses casernes où les malades sont entassés. Les maisons se sont trop serrées les unes contre les autres. L'air y perd en pureté. La fumée que le faible vent d'hiver ne parvient pas à dissiper vicie l'atmosphère.

Ces conditions fâcheuses sont inconnues à Davos-Dörfli qui n'a pas pris l'extension de Davos-Platz, parce qu'il est beaucoup moins abrité contre les vents du nord.

Malgré les qualités du climat, un phtisique ne peut espérer s'y guérir que s'il a la force et la volonté de se soumettre à une hygiène réglée dans les moindres détails. Il faut renoncer à y envoyer les malades épuisés dont l'organisme trop faible ne saurait supporter l'action stimulante de l'air de la montagne. Quant aux autres, ils doivent être convaincus que le séjour, même prolongé à Davos, est impuissant à leur rendre la santé s'ils ne s'astreignent pas aux règles d'une hygiène sévère.

Les sorties du soir, le théâtre, les cafés enfumés, les ascensions trop longues, le surmenage par les exercices physiques exagérés, font chaque année de nombreuses victimes dans les rangs des malades qui veulent mener de front leurs plaisirs et leur traitement.

Parmi les distractions de l'hiver, le patinage et le toboganning sont des exercices dangereux pour les malades. Ils sont d'autant plus à redouter qu'ils sont très passionnants. Certains phtisiques, surtout ceux de nationalité anglaise, recherchent l'excitation physique et psychique qu'ils procurent et qui masque pour un moment la fatigue.

Un hôtel suisse très fréquenté par les tuberculeux pour son bon agencement et sa situation incomparable qui se prêtent merveilleusement à la cure d'air et d'altitude, insère dans son prospectus l'entrefilet suivant :

« La musique, les jeux de société, voire même le théâtre et les tableaux vivants viennent animer les longues soirées d'hiver. Mais les distractions qui passionnent le plus, jeunes et vieux, sont la luge (tobogan) et le patinage. Pour la luge, la grande route de l'hôtel au village, avec son chemin battu, les pâturages en pente douce sont comme faits exprès ; pour le patinage on a transformé un bel emplacement en un lac artificiel, de sorte que l'on peut y patiner de novembre à avril, ce qui est une grande attraction pour les gens de la plaine. »

Cet établissement pour cures alpines semble avoir compris le traitement climatérique de la tuberculose à l'instar de certains malades qui, du moment qu'ils se sont rendus dans une station, attendent tout de la nature, sans vouloir rien faire pour l'aider dans sa tâche.

LE SANATORIUM DE DAVOS

Un sanatorium vraiment médical a pour principal objet de lutter contre une aussi dangereuse erreur. Celui de Davos a été construit en 1887. Il répondait à un réel besoin, car beaucoup de médecins hésitaient à envoyer leurs phtisiques passer l'hiver dans la haute montagne par crainte des dangers résultant de l'absence d'une surveillance suffisante.

Il est situé au sud-ouest de Davos-Platz au

flanc de la montagne, un peu au-dessus du pays, à 1.573 mètres d'altitude. Bien abrité au nord, il s'ouvre, au midi, sur une vaste prairie, avec une belle vue sur la vallée de Davos et les montagnes.

Le sanatorium s'élève au milieu d'un jardin sillonné de chemins en pente douce. Il se compose d'un grand corps de bâtiment relié à deux villas plus petites par des passages couverts.

La façade exposée en plein soleil est garnie de longues vérandas pour la cure en plein air.

Cet établissement peut recevoir 70 malades, il est chauffé par la vapeur à basse pression et éclairé à la lumière électrique.

Le docteur Turban, qui est chargé de la direction médicale du sanatorium de Davos, suit à peu près la méthode des établissements fermés d'Allemagne.

Toutefois, il est moins systématique sur l'application de la cure d'air au repos ; il prescrit volontiers des promenades dont la durée est réglée d'avance et qui sont précédées et suivies de stations plus ou moins prolongées sur les chaises longues de la galerie ouverte. En marche ou au repos le phtisique reste de dix à douze heures par jour dehors, par tous les temps, même par le brouillard et par des températures qui vont jusqu'à 27° au-dessous de zéro.

La cure d'air est continuée la nuit : les fenêtres des balcons restent ouvertes pendant l'hiver le plus rigoureux. Pour les malades qui présentent une sensibilité exagérée de la muqueuse pulmonaire, on se contente d'ouvrir les vasistas d'aération afin d'éviter tout refroidissement.

L'emploi du temps est réglé heure par heure, la surveillance médicale s'exerce sur les moindres détails de la vie dont la régularité absolue est assurée et contrôlée.

Le régime alimentaire comporte six repas par jour. La nourriture mixte, viande, poisson, et copieuses rations farineuses, est aussi variée que possible. Le lait et le beurre y tiennent une place importante. Tout est mis en œuvre pour stimuler l'appétit du malade.

Un jour, le menu est simple et de cuisine bourgeoise ; le lendemain, il comprend des mets plus recherchés : huîtres, caviar, foie gras, truffes, etc. La variété des plats et leur abondance sont considérés comme un facteur important du traitement hygiénique. Il n'est aucun des plus petits détails que le médecin considère comme au-dessous de lui. La cuisine attire tout particulièrement son attention.

Le sanatorium de Davos a la prétention justifiée d'être, dans le vrai sens du mot, un établissement où on guérit : *Heilanstalt*. Aussi est-il destiné surtout aux tuberculeux, dont la maladie débute. Ceux-ci peuvent espérer y obtenir une guérison complète.

En effet, les comptes rendus médicaux accusent en moyenne 20 p. 100 de guérisons absolues (disparition des bacilles) et 30 p. 100 de guérisons relatives (état stationnaire avec possibilité du retour à la vie commune, sous certaines réserves) : au total 50 p. 100 des malades traités arrivent à un résultat favorable (Turban).

Le principal facteur de ces cures est la méthode diététique et hygiénique sévèrement appliquée, le climat d'altitude intervient, à titre auxiliaire, comme tonique. L'action de ce dernier est renforcée par l'hydrothérapie et les frictions. La douche froide en jet brisé est administrée quotidiennement à un quart environ des malades. Quant aux autres, ils sont soumis aux lotions froides ou, dans certains cas, à l'enveloppement dans le drap mouillé. Les frictions sèches ou humides sont pratiquées le matin, au réveil, dans le lit.

En dehors du traitement de certains symptômes, en particulier la fièvre, Turban n'emploie aucun médicament. Cependant il est resté fidèle à la tuberculine de Koch. Il est convaincu que cette substance aide puissamment le traitement par l'hygiène combinée avec l'altitude ; il l'injecte à tous les malades qui y consentent. Mais il ne l'impose pas à ceux qui ont une répugnance pour cette méthode discréditée dans l'esprit du public.

Quels sont les malades auxquels le séjour au sanatorium de Davos est contre-indiqué ?

En principe, la méthode qui y est suivie convient à tous les phtisiques ; en fait, les tuberculeux arrivés à une période avancée, avec phénomènes de résorption septique, ne sont pas reçus dans l'établissement. Leur séjour y serait inutile pour eux-mêmes et d'un effet moral désastreux pour leur entourage.

D'autre part, le climat d'altitude ne convient pas aux sujets atteints d'anémie grave et pernicieuse, aux leucémiques, aux athéromateux non plus qu'aux cardiaques et aux albuminuriques. Il est également mal supporté par les neurasthéniques et les hystériques à grande névrose.

On prétend qu'il ne faut pas envoyer à Davos les tuberculeux à hémoptysies. Cette opinion, très répandue, est contredite par les faits. Spengler et Egger ont démontré, par des statistiques établies sur 3.000 phtisiques, que la contre-indication pour les altitudes basée sur l'existence ou la menace d'hémoptysies repose sur une erreur.

La comparaison faite par Egger sur 2.003 tuberculeux observés les uns dans les altitudes, les autres dans la plaine, à Montreux et à Bâle montre que :

1° Pour les phtisiques ayant déjà eu des hémoptysies : 13.59 p. 100 dans la montagne ; 18.88 p. 100 dans la plaine ont eu de nouvelles hémorragies ;

2° Sur 100 tuberculeux n'ayant jamais craché le sang : 2.05 dans la montagne ; 5.70 dans la plaine ont eu leur première hémoptysie.

En outre, si réellement l'altitude était une cause d'hémorragie pulmonaire, cet accident devrait se produire au début du séjour dans la montagne, alors que l'organisme non encore acclimaté est impressionné vigoureusement. Or, L. Spengler n'a constaté ce fait que deux fois sur les 3.000 tuberculeux observés à Davos en un an.

Deux établissements destinés aux malades de la classe moyenne complètent heureusement l'organisation hospitalière de Davos :

La *Maison des Diaconesses* a été fondée en 1882 ; elle reçoit les phtisiques de toute nationalité sans distinction de culte. Elle a eu pour point de départ la construction d'une chapelle évangélique destinée aux malades qui ne pouvaient supporter la température froide de l'église paroissiale. Autour de la chapelle s'est produit un mouvement de charité qui

a permis de construire la maison de santé aujour-
d'hui très prospère. Les libéralités des étrangers lui
permettent un prix de pension très modique.

La *Villa Provignan*, dirigée par une communauté
religieuse, est pour les catholiques l'équivalent, en
plus petit, de la maison des diaconnesses. Ces établissements reçoivent les malades que les hôtels
et les sanatoria refusent comme trop gravement
atteints.

AROSA

Arosa, station d'altitude encore peu connue, mérite de l'être davantage. Elle présente tous les ca-
ractères de la Haute Engadine et sa situation à
proximité de Coire la rend d'un accès facile depuis
qu'une belle route de poste réunit ces deux localités.

Arosa est une réunion de chalets et d'hôtels placés
dans un vaste entonnoir elliptique dont les flancs
ondulés se terminent au loin par une crête de rochers
sauvages. Les habitations, éparpillées sur les ver-
sants sud et ouest de la vallée, sont comme perdues
au milieu d'une forêt de sapins.

La vue du pays est sévère, de grands pics nus et
arrondis le dominent. Au midi, les prairies qui suc-
cèdent aux sapins s'élèvent graduellement jusqu'aux
cimes; à l'ouest les croupes des montagnes sont
boisées. La ceinture de 2.600 mètres d'altitude qui

entoure la vallée d'Arosa lui assure une protection contre les vents.

Il est difficile de rêver un coin plus calme que cette petite vallée, dont le fond est occupé par la Plessur, rivière minuscule.

Le climat est sensiblement celui de Davos, mais le pays offre sur cette dernière station un grand avantage : il n'a pas les inconvénients de l'agglomération.

En outre, l'air y est d'une pureté remarquable et exempt de toute poussière, en raison de la nature du sol, couvert de prairies et de forêts. Arosa manque de distractions et par suite de tentations pour les malades. Malheureusement, les chemins y sont tous inclinés et quelques-uns ont une pente très forte. Une seule route est horizontale pendant quelques centaines de mètres. Elle conduit au sanatorium.

Fondé en 1888, le sanatorium d'Arosa est bâti à 1.856 mètres au-dessus du niveau de la mer. Il domine le pays : adossé à la forêt qui le protège à l'est, il est défendu contre les vents du nord par la haute montagne du Tschuggen. La vue est absolument libre à l'ouest et au midi où l'établissement reçoit directement le soleil.

Le traitement appliqué sous la direction de Jacobi est le même que celui de Davos. Toutefois l'exercice y tient une place plus considérable. Seuls, les phtisiques atteints de fièvre sont soumis au repos absolu. Les autres font la cure en mouvement. Ils se promènent, montent, descendent, d'après les instructions et sous la surveillance du médecin.

Le sanatorium ne peut recevoir que quarante malades. C'est là une garantie sur laquelle Jacobi insiste tout particulièrement.

Il est impossible, me disait-il, de bien diriger le traitement hygiénique d'un plus grand nombre de phtisiques. On ne peut les suivre jour par jour et individuellement. Il faut alors avoir recours à un ou plusieurs assistants et l'unité de direction indispensable au succès se trouve compromise.

Quant aux résultats thérapeutiques obtenus dans les sanatoria de montagne, il les considère comme bien supérieurs a ceux des établissements de plaine, à méthode égale.

Il existe, ajoutait-il, une catégorie de malades qu'on devrait envoyer à la montagne, où ils trouveraient la guérison certaine : les enfants chétifs, entachés d'hérédité, et les enfants déjà tuberculeux. Il est surprenant de voir avec quelle rapidité ils s'y acclimatent et le profit qu'ils en retirent, même pour les opérés de tuberculoses articulaires ou osseuses.

Et il terminait en disant : fonder un sanatorium dans la haute montagne pour le traitement des enfants tuberculeux serait faire œuvre de vérité. Les malades y obtiendraient des résultats plus rapides et plus complets qu'à la mer...

LEYSIN

Le sanatorium de Leysin dans la Suisse de langue française est de tous les établissements étrangers consacrés au traitement de la tuberculose, le plus fréquenté par les Français.

Il est, du reste, d'un accès facile. Une grande route de poste partant d'Aigle[1] mène en deux heures au Sepey, d'où part le chemin de Leysin, qui, en une heure, conduit au sanatorium. Des sentiers pour les piétons, beaucoup plus courts que la route, permettent de faire en une heure et demie le trajet d'Aigle à Leysin. Un chemin de fer électrique, en projet, abrégera notablement la durée du voyage. Il doit être, dit-on, exécuté prochainement.

Le sanatorium, fondé en 1891, est établi à 1.450 mètres d'altitude, à 200 mètres au-dessus du petit village de Leysin.

Il est construit à la lisière de grands bois de sapins et le panorama dont on jouit de sa terrasse est des plus grandioses, en même temps qu'il est varié à l'infini.

(1) Aigle est une des stations les plus importantes du chemin de fer du Jura-Simplon, situé à 40 kilomètres de Lausanne.

L'établissement s'ouvre en pleine forêt. Celle-ci s'élève à une altitude de 300 mètres au-dessus de lui. On a tracé de nombreux chemins, les uns presque à plat, les autres plus montueux dans la partie du bois la plus rapprochée de la maison, avec des sièges et des kiosques toujours orientés au midi et à l'abri des vents. Les malades peuvent ainsi prendre un exercice approprié à leurs forces et s'entraîner graduellement.

Sur la façade sud du sanatorium s'étend une large plate-forme pour les promenades en plein soleil. On y jouit d'un coup d'œil merveilleux qui va jusqu'à la vallée du Rhône. Au premier plan le massif de la Dent du Midi, dans une échancrure duquel on distingue une pointe du Mont-Blanc.

L'établissement placé dans un si beau cadre ne dépare pas le paysage. Son architecture, quoique moderne, ne manque pas de pittoresque. Quand, après avoir quitté le village de Leysin aux chalets bas et rustiques et gravi la route qui monte au plateau du Feydey, on se trouve en face d'une imposante construction à cinq étages, on s'étonne de trouver à pareille hauteur un bâtiment aux proportions aussi imposantes.

Il comprend 110 chambres dont la plupart sont orientées en plein midi, et munies de balcons. Aucune n'a moins de 3 mètres d'élévation.

Le rez-de-chaussée est occupé par les salons et la salle à manger ; le jardin d'hiver, les promenoirs sous galeries vitrées et quelques appartements complètent cet étage.

Le service hydrothérapique est installé au premier, à proximité des chambres de malades qui occupent tout le reste de la construction.

Cuisines en sous-sol, ascenseur et chauffage par la vapeur à basse pression. Tout a été prévu en vue d'une facile antisepsie dans le choix du mobilier très confortable qui garnit le sanatorium.

Une galerie en bois de 30 mètres de long fait suite au corridor central du rez-de-chaussée. Elle est aménagée et orientée pour la cure d'air au repos en plein soleil. Une seconde, celle-ci séparée du bâtiment principal et des cabines en bois (boîtes à soleil : *sun-box*), disséminées dans le jardin et le bois, offrent des abris ouverts au midi. avec un plancher de bois assez élevé du sol pour préserver de toute humidité.

Depuis que le sanatorium est ouvert, on y a vu des athéromateux, des asthmatiques, des cardiaques par insuffisance mitrale, supporter parfaitement l'altitude sans présenter aucun symptôme d'anoxhémie, ou mal des montagnes. Cette accoutumance facile est due au calme de l'atmosphère et à l'absence d'humidité. Le médecin qui dirige le sanatorium a constaté que, dans toute la région des Alpes Vaudoises, la zone comprise entre 1.300 et 1.600 mètres est presque toute l'année exempte de brouillard, tandis que, dans l'Engadine, il faut monter plus haut pour avoir le même avantage. Par contre, aux environs de 1.000 mètres, les brouillards sont assez fréquents. Aussi, c'est à se demander si l'on ne donne pas un mauvais conseil aux malades en leur disant de se préparer à l'altitude par un séjour dans une station dite intermédiaire, à 900 mètres ou environ, puisque, à cette hauteur, on les place dans une zone plus humide qui peut ne pas leur convenir, et surtout, puisqu'il semblerait prouvé qu'ils n'ont pas à redouter à Leysin les accidents de l'altitude qu'on veut leur éviter.

Les malades feront bien de ne pas arriver là-haut en plein hiver, non à cause de l'élévation, mais en raison de l'acclimatement à la température. En montant au mois de septembre, ils seront moins exposés à prendre froid et à garder la chambre, accident fréquent chez les retardataires et qui va à l'encontre de la cure alpine.

Bref, par ses conditions climatériques, comme par son installation matérielle, le sanatorium de Leysin paraît être dans les meilleures conditions pour le traitement hygiénique de la phtisie. Mais il ne m'a pas semblé avoir, d'une façon assez nette, le caractère purement médical que doit posséder un établissement fermé pour tuberculeux. Non pas que le médecin qui l'habite soit au-dessous de sa tâche, mais parce qu'il n'y est qu'un fonctionnaire spécial n'ayant pas la haute main sur la direction. Cet état de choses doit, paraît-il, être modifié. On devrait bien, du même coup, changer le nom de « Grand Hôtel » que porte l'établissement. Il attire les touristes et les joyeux promeneurs qui peuvent troubler les malades. Certes, ceux-ci chassent de plus en plus ceux-là, mais, tant qu'il acceptera le mélange, le bel établissement de Leysin restera un hôtel, au lieu d'être le merveilleux sanatorium qu'il pourrait devenir par une simple interversion des rôles dans son personnel dirigeant [1].

WEISSENBOURG

Weissenbourg est une station thermale, située à 890 mètres au-dessus du niveau de la mer, dans la verdoyante vallée de la Simmen, à l'ouest des Alpes bernoises. Les vertus de ses eaux sulfa-

[1] Depuis ma visite à Leysin, en septembre 1894, le conseil d'administration du sanatorium, à l'instigation du Dr Burnier, s'est efforcé d'opérer une série de réformes, grâce auxquelles l'établissement est aujourd'hui sorti de la voie des tâtonnements pour devenir un sanatorium modèle, au vrai sens médical de ce mot. Les malades français, qui forment le fond de sa clientèle, ne peuvent manquer, ainsi que les médecins, d'accueillir favorablement cette transformation.

tées et phosphatées calciques dans le traitement des affections pulmonaires sont connues depuis le xv⁰ siècle.

Un établissement composé de deux maisons (*Bains dessus* et *Bains dessous*) reçoit les malades qui sont, en majeure partie, des phtisiques. Ils y sont soignés par les eaux employées en boissons et fort peu en bains, et aussi, par la cure hygiénique.

Malheureusement, Weissenbourg est fermé l'hiver, et, pendant la belle saison, les malades n'y séjournent guère que les quatre semaines qui, dans l'esprit du public, constituent le chiffre invariable d'une cure thermale.

Etant données les installations confortables de Weissenbourg il y aurait à tirer un meilleur parti de cette station, en considérant l'eau comme un simple accessoire du traitement par le grand air.

IV

HOPITAUX POUR LES PHTISIQUES PAUVRES

SUISSE. — ALLEMAGNE. — AUTRICHE-HONGRIE. — NORWÈGE
RUSSIE. — GRANDE-BRETAGNE

Suisse.

En 1891, la ville de Berne, qui venait d'être sept fois centenaire, célébrait en grande pompe l'anniversaire de sa fondation et le sixième jubilé séculaire de la Confédération helvétique. En souvenir de ces dates mémorables, le peuple bernois voulut donner un témoignage éclatant et durable de son patriotisme. Après mûres réflexions, il se décida à ériger, en guise de statue de la Liberté, l'Hôpital du Centenaire pour les phtisiques pauvres.

L'idée fut inspirée par les docteurs Glaser et

Schwab, qui surent grouper autour d'elle les puissants concours qui devaient en assurer le rapide succès.

Dans la plupart des cantons de la Suisse, il existe des associations connues sous le nom de *Sociétés économiques et d'utilité publique* qui ont pour but l'étude des questions sociales pratiques et l'amélioration des conditions matérielles et morales de l'existence humaine. Ces sociétés jouissent d'un grand crédit auprès de l'opinion publique. Celle de Berne comprit du premier coup la portée sociale de l'idée nouvelle : elle la prit sous son patronage. Elle constitua un comité d'initiative et lança dans le public un appel chaleureux qui fut entendu.

De toutes les parties du canton, les dons affluèrent, et, offrande plus précieuse, les bonnes volontés surgirent. La *Société cantonale de médecine* et la *Commission de bienfaisance de l'église protestante bernoise* vinrent apporter leur appui et leurs ressources à l'œuvre naissante. La commission de l'asile des tuberculeux se mit à l'étude pour le compte de ces trois puissantes corporations asssociées dans une même pensée charitable.

Avec de tels éléments, la réussite était assurée à bref délai.

Deux années furent consacrées aux travaux préparatoires : choix d'une station climatérique, plans et devis, constitution d'une société financière, etc... Enfin, en décembre 1893, la commission est en mesure de soumettre des propositions définitives qui sont adoptées à l'unanimité et l'on passe résolument à la phase d'exécution.

L'emplacement choisi est situé à 1.160 mètres d'altitude sur les hauteurs qui dominent le lac de Thoune au hameau de Schwendi appartenant à la commune d'Heiligenschwendi : le nouvel hôpital s'y trouvera dans une situation privilégiée. Défendu contre les vents du nord, baigné par le soleil, entouré d'une vaste ceinture de forêts de pins, le site est enchanteur. Au fond, la masse majestueuse des Alpes, sur le devant un large tapis de prairies émaillées d'arbres et de chalets ; dans le bas, le lac de Thoune.

En traversant la plantureuse vallée de Goudiwyl, on monte, en moins de deux heures, par la route, de Thoune à Schwendi qu'un chemin de montagne relie à Oberhofen, le Montreux bernois. Il y a environ une heure de marche entre ces deux localités.

Les plans de l'asile de Schwendi ont été établis pour 50 malades. Le devis s'élève à la somme de 150.000 francs, que le trésorier est loin d'avoir dans sa caisse.

Or, la commission est d'avis de commencer les travaux sans retard, et cependant elle a éliminé de son programme financier toute idée d'emprunt. Elle ne veut pas de dettes pour ne pas grever son budget annuel d'intérêts et d'amortissements qui augmenteraient le prix de journée des malades.

Que faire ? La commission n'hésite pas un seul instant. Elle se transforme en une Société financière, établie conformément à la loi, sous le nom de *Société de l'hospice bernois pour tuberculeux*, laquelle émet des obligations de 100 francs, non productibles d'intérêt et remboursables seulement en cas de dissolution. Chaque obligataire reçoit le titre de fondateur, avec les prérogatives y attachées, c'est-à-dire voix délibérative et privilèges statutaires pour le placement de ses malades, le tout proportionnellement à l'importance de son apport.

Cette combinaison décide du succès de l'entreprise. Les hospices, les sociétés philanthropiques, les caisses centrales des pauvres, les communes, les paroisses, les sociétés de secours mutuels, les loges maçonniques, ainsi qu'un grand nombre de particuliers s'associent dans un élan commun à une œuvre d'intérêt commun, et le capital est rapidement souscrit.

Le 14 août 1894, on pose la première pierre de

l'hôpital de Schwendi. Les travaux sont poussés avec la plus grande activité, et la date de l'inauguration est prochaine.

Reste la question de l'entretien. Le capital social sera absorbé tout entier par la construction, et les ressources du pays ne sont pas assez considérables pour qu'on puisse songer à recueillir et à immobiliser les fonds nécessaires pour assurer un revenu suffisant. Il importait de fixer ce point de suite : car la population bernoise attend avec impatience l'ouverture de son asile de tuberculeux. Malgré sa hâte, elle semble même se reprocher d'avoir trop tardé, depuis qu'elle a compris l'importance sociale de la tuberculose.

Voici la combinaison qui a été adoptée par la commission :

Le prix de la journée d'hôpital est fixé à 2 francs, somme qui semble devoir être largement suffisante. La moyenne pour la Suisse oscille entre 1 fr. 40 et 1 fr. 60, sauf à l'hôpital de l'Ile, à Berne, où elle monte à 2 francs, en raison des services de clinique et des frais qu'ils entraînent. L'asile de Schwendi étant en pleine montagne, son ravitaillement exigera des frais de transport, mais ce surcroît de dépense sera en partie compensé par la gratuité absolue de toutes les fonctions administratives.

Par qui sera fournie cette somme de 2 francs,

fixée par les statuts comme un maximum et non
pas comme une charge imputable aux malades?

Ceux-ci ou leurs familles donneront ce qu'ils
pourront. Les communes et les associations charitables pour les indigents, ainsi que les sociétés
de secours mutuels pour leurs membres, verse-
ront, selon leurs ressources, une somme de 1 à
2 francs. Le déficit du budget sera comblé par la
cotisation des membres participants, fixée à 5 ou
10 francs par an. On compte sur 500 de ces
membres, environ.

En outre, il paraît que, en vertu d'une loi bernoise, l'État est obligé de subvenir aux besoins des
hôpitaux, créés par l'initiative privée, dans une
proportion subordonnée aux circonstances, mais
qui est généralement de un dixième.

Sur les 50 lits qui ne représentent encore que
la moitié du futur hôpital, la caisse publique en
entretiendra donc 5, à raison du prix fort de
2 francs par lit et par jour, sans avoir d'autre
droit que celui de se faire représenter au conseil
d'administration.

Ce socialisme d'État permet aux œuvres privées
de pouvoir compter sur les subventions officielles,
sans l'intervention des irritantes questions de secte
ou de parti, qui ne peuvent qu'entraver les effets
de la philanthropie. Il est très apprécié en Suisse

où, pour n'en citer qu'un exemple, une loi récente impose à l'État l'obligation de donner aux aveugles et aux sourds-muets une instruction professionnelle leur assurant des moyens d'existence. La création des hôpitaux pour phtisiques est considérablement facilitée par cette disposition légale, dans laquelle l'initiative privée trouve des garanties d'avenir faites pour l'encourager et la décider à agir.

L'établissement de Schwendi porte sur sa façade l'inscription : *Asile de Berne pour les tuberculeux.* Cette dénomination, le public l'accepte sans répugnance. Elle n'est pas pour l'effrayer, car son opinion est faite depuis longtemps sur la phtisie. Il en connaît les dangers sociaux, il comprend la nécessité de l'enrayer dans sa marche. Moins cruel que la maladie, l'hôpital lui apparaît comme une précieuse conquête de la vérité sur la routine.

Au surplus, l'asile de Berne ne doit recevoir que des phtisiques encore curables. Il est destiné à guérir des malades et non à héberger des agonisants.

La question est donc placée sur son véritable terrain, et il y a tout lieu d'espérer que le canton de Berne sera amplement dédommagé de ses sacrifices pécuniaires par les économies de vies humaines que son nouvel hôpital est appelé à lui faire réaliser.

L'exemple ne pouvait manquer d'être suivi. Déjà, un certain nombre de cantons suisses travaillent à la préparation de leur sanatorium populaire pour le traitement hygiénique des maladies de poitrine.

Le plus avancé est celui de Glarus. Ce petit canton compte à peine 35.000 habitants, ses ressources sont des plus restreintes, les résultats auxquels il est arrivé sont très remarquables.

A l'instigation du docteur Schuller (de Mollis), il s'est formé un comité d'organisation qui a déjà recueilli une somme importante.

L'hôpital projeté comporte 12 à 14 lits; il doit être construit en bois et coûtera environ 60.000 francs, comme frais de premier établissement. Les travaux commenceront prochainement.

L'emplacement choisi est situé au-dessus des bains de Stachelberg, près de Braunwald, à 1.200 mètres au-dessus du niveau de la mer, dans un endroit bien abrité et très ensoleillé, d'où l'on jouit d'une vue superbe sur le glacier et sur la vallée de la Linth. De vastes forêts et des bois de sapins l'entourent de toutes parts. On y accède en une heure et quart par un sentier très pittoresque, serpentant aux flancs de la montagne.

L'entretien de ce petit hôpital est assuré par une subvention annuelle du canton de Glarus et par des cotisations volontaires. En outre, les malades ou les communes auxquelles ils appartiennent auront à acquitter une minime redevance

Cet établissement est destiné aux malades pauvres ou peu aisés des deux sexes, et aux enfants du canton, atteints de tuberculose à une période encore compatible avec l'espoir d'une guérison.

Les phtisiques y recevront les soins médicaux en même temps qu'une éducation hygiénique, destinée à leur rendre les plus grands services d'abord pour eux-mêmes, et ensuite pour leur entourage. A l'hôpital de Braunwald, comme dans les sanatoria de l'Allemagne, on s'efforcera, non seulement de guérir les phtisiques, mais de leur apprendre à conserver leur guérison et à ne pas contaminer leur famille.

L'œuvre est doublement intéressante, puisqu'elle procède, à la fois, de la philanthropie et de l'hygiène sociale.

A Bâle, les professeurs Massini et Immermann ont pris la direction du mouvement antituberculeux. On y étudie la construction de deux établissements pour le traitement des phtisiques indigents.

L'un, de 60 lits, doit être installé dans la banlieue par l'hôpital de Bâle-Ville, dont il sera une dépendance, permettant de décharger les services hospitaliers encombrés par les phtisiques.

L'autre sera fondé et entretenu par l'initiative privée. Situé à Davos-Dörfli, il est destiné à mettre à la portée des malades peu fortunés le traitement par le climat des montagnes qui, jusqu'ici, n'est accessible qu'aux tuberculeux riches.

Dans le canton de **Zurich**, les quêtes, faites d'une façon très active, ont déjà produit plus de 100.000 francs. Le comité a projeté un établissement de 80 à 100 lits pour les tuberculeux du canton.

L'emplacement n'est pas encore choisi, mais les recherches, à la veille d'aboutir, portent sur plusieurs points dont l'altitude varie entre 800 et 1.000 mètres.

La Suisse romande aura son sanatorium intercantonal à Leysin, où il existe déjà un établissement analogue pour les malades payants. Une souscription est ouverte dans les cantons de Genève, Vaud et Neufchâtel, en vue de recueillir les sommes nécessaires à cette fondation.

Dans le canton de Saint-Gall, la Société économique et d'utilité publique a décidé de consacrer tous ses efforts à la création d'un hospice pour les phtisiques, qu'elle considère comme le devoir le plus impérieux qui s'impose à tout esprit préoccupé des intérêts généraux.

La Société médicale du canton des Grisons a fait établir la statistique des tuberculeux d'après leur situation sociale, afin de pouvoir évaluer le nombre des phtisiques qu'il faudra soigner dans l'hospice cantonal dont le projet est à l'étude.

Enfin, la Société agricole du district de Zofingen, très frappée des ravages de la phtisie, vient d'adresser à la direction du canton d'Argovie une pétition réclamant d'urgence la création d'un hôpital pour les tuberculeux de la classe ouvrière.

Le mouvement antituberculeux est donc à l'ordre du jour dans la plupart des cantons de la Confédération helvétique. Partout, on y est convaincu de la nécessité de réagir contre la phtisie en fondant des hôpitaux spéciaux. Au train dont vont les choses, la Suisse, dans un avenir très prochain, sera, de toute l'Europe, le pays le mieux doté en établissements de ce genre.

Toutes ces tentatives locales, indépendantes les unes des autres, ne pouvaient que gagner à être groupées. Le pasteur W. Bion, de Zurich, se chargea d'opérer cette concentration en fondant, le 17 août 1893, la *Caisse nationale des phtisiques pauvres*.

Cette association se compose de médecins, de philanthropes et de délégués des Sociétés cantonales d'économie et d'utilité publiques. Elle a pour but de favoriser, dans toute la Confédération, la création d'établissements destinés à combattre la phtisie, et, aussi, de venir en aide à ceux qui sont en voie de construction. A cet effet, elle accordera, suivant ses ressources, soit des subventions pour frais de fondation, soit des secours annuels pour aider à l'entretien.

Loin de paralyser l'effort individuel de chaque canton, la Caisse nationale ne peut que le favoriser, car elle aura l'avantage de le diriger, tout en respectant sa liberté.

C'est ainsi que, sur sa demande, la commission d'hygiène de la Société fédérale d'utilité publique a chargé le docteur K. Turban, directeur du sanatorium de Davos, de rédiger « *les instructions concernant la création, en Suisse, et la direction de stations curatives pour les malades atteints de phtisie* ».

Après avoir été discuté par la commission, avec le concours de plusieurs spécialistes appelés à titre consultatif, ce travail fut définitivement adopté, imprimé et mis gratuitement à la disposition des personnes qui en font la demande.

On y trouve, très clairement exposées, les principales conditions qu'il importe d'observer dans l'installation et la gestion d'un sanatorium pour phtisiques. La brochure de Turban est un guide qui évitera bien des pertes de temps, d'argent et de bonne volonté. Tous les détails qui y sont exposés se résument dans les propositions suivantes :

1. — *Les sanatoria à l'usage des malades atteints d'affections pulmonaires doivent être situés dans les montagnes, et si possible dans les hautes montagnes, dans des lieux sans poussière, bien ensoleillés et abrités contre les vents.*

2. — *La création de grands établissements est désirable.*

3. — *La construction et l'aménagement doivent répondre aux exigences de l'hygiène moderne, spécialement de l'hygiène de la tuberculose. Des vérandas ou galeries couvertes, installées pour la cure en plein air et des appareils à vapeur de désinfection sont, en outre, indispensables.*

4. — *On n'admettra que des malades dont on peut attendre la guérison ou dont on peut espérer, du moins, qu'ils pourront être rendus à leur activité.*

5. — *Les sanatoria doivent être dirigés et admi-*

nistrés d'après la méthode suivie dans les établisse-
ments spéciaux pour le traitement des phtisiques
payants. On ne pourra nommer à leur tête que des
médecins connaissant cette méthode à fond. Les
médecins doivent être intimement attachés à ces éta-
blissements.

Sans vouloir s'immiscer dans les détails de construction et d'administration des hôpitaux canto-
naux, la Caisse nationale des phtisiques pauvres
entend, dans l'intérêt de la cause qu'elle défend,
n'accorder ses subventions qu'aux établissements
installés et dirigés d'après les règles médicales
fixées par la commission. Elle se réserve donc sur
eux un droit d'inspection, lui permettant d'aider
ceux qui sont dans la bonne voie, et d'abandonner
ceux dont les administrateurs, par ignorance ou
par parti pris (ce qui, paraît-il, s'est déjà vu...
ailleurs qu'en Suisse), ne sauraient pas tirer de
l'argent de la bienfaisance son maximum de rendement en bien.

Pour récolter les fonds qui lui sont nécessaires,
le comité a lancé un émouvant « *Appel au peuple*
suisse » où la question sociale de la tuberculose est
présentée sous son véritable jour. Le passage suivant, extrait de cet appel, délimite très nettement
les devoirs des pouvoirs publics et de l'initiative
privée en face de la phtisie :

« C'est pour nous un devoir impérieux de réagir, par tous les moyens qui sont à notre disposition contre un mal dont les suites sont si funestes. Ces moyens sont de deux sortes. Ils consistent, d'une part à s'efforcer de prévenir la maladie et, d'autre part, à rendre la santé aux phtisiques, ou du moins à apporter un soulagement à leurs maux et à leur permettre ainsi de se livrer à leurs travaux habituels.

« Il arrive très fréquemmeut que la naissance, le développement et la propagation de la phtisie peuvent avoir, comme causes principales, des conditions défavorables ou franchement mauvaises d'alimentation, de logement et de travail, ainsi que le manque de propreté, l'insouciance en ce qui concerne les expectorations, les excès de boissons alcooliques et, parfois aussi, l'usage de lait et de viandes provenant d'animaux atteints de tuberculose. C'est *la tâche de l'Etat* de remédier à ces circonstances fâcheuses par des mesures législatives et administratives (lois sur les constructions, sur les fabriques, sur les aliments, police sanitaire) spécialement en ce qui concerne les habitations, l'innocuité des expectorations, l'abus des boissons alcooliques et le contrôle sur la race bovine. Toutes les personnes sensées et animées de bonnes intentions doivent pousser à la promulgation de semblables lois et les soutenir de toutes leurs forces.

« En revanche, *la tâche des particuliers et des associations* consiste surtout à prendre les dispositions nécessaires dans le but de pourvoir, au moyen de colonies de vacances, de cure de lait, d'établissements pour enfants scrofuleux et débiles, etc... à une meilleure alimentation et à une hygiène plus rationnelle des enfants, afin de diminuer ainsi la prédisposition à la maladie et de les mettre mieux à même d'y résister.

« Il importe tout particulièrement que l'initiative privée s'occupe activement de la création de maisons de santé pour phtisiques, comme celles qui sont en train de se fonder dans les cantons de Berne et de Glarus et qui, grâce à notre concours, pourraient être créées d'une façon plus rapide et plus complète... »

La *Caisse nationale des phtisiques pauvres de la Suisse* n'est encore qu'à ses débuts. Avec un programme comme celui qu'elle s'est tracé, s'il est bien compris et si elle sait y rester fidèle, elle est appelée à devenir rapidement une des institutions sociales les plus utiles de notre siècle.

Dans la lutte contre la tuberculose, l'exemple donné par la Suisse est à méditer. Il montre la force d'une idée juste, confiée à un peuple qui sait en vouloir la réalisation. Cette lutte, quand, dans un avenir prochain, de gré ou de force, toutes les nations civilisées auront été amenées à l'entreprendre, ce petit coin d'Europe aura l'honneur d'avoir été le premier à en comprendre la nécessité et à l'organiser.

Alors, mieux encore qu'aujourd'hui, on comprendra qu'en édifiant des hôpitaux pour les phtisiques pauvres, à l'occasion de son centenaire, la Suisse ne pouvait ériger un monument plus durable et plus glorieux pour perpétuer, à travers les âges, le souvenir des dates mémorables de son histoire.

Le tableau des institutions charitables de la Suisse en faveur des tuberculeux serait incomplet s'il n'y figurait pas la description d'une œuvre, particulièrement intéressante, par la classe de malades à laquelle elle s'adresse.

Fondée en 1870, à Davos, par l'initiative privée, sous l'inspiration des docteurs Spengler, Unger et Richter, la *Société de secours aux poitrinaires indigents* a pour but de venir en aide aux phtisiques sans ressources qui séjournent à Davos pour le rétablissement de leur santé. Elle est ouverte à toute personne charitable qui veut s'y associer et secourt les malades, sans distinction de culte ni de nationalité.

LÉON PETIT.   11

Sa clientèle est toute différente de celle des hôpitaux, et malgré son titre, elle ne s'adresse pas aux indigents, dans le sens qu'on attribue d'ordinaire à ce mot, mais aux déchus. Les phtisiques pauvres ne viennent pas à Davos. Le voyage est long, coûteux et ils n'y trouveraient pas d'installation pour eux. Tandis que, fascinés par la réputation du climat de la haute vallée, des malades à la bourse plus que modeste n'hésitent pas à s'y rendre.

Davos leur apparaît comme la suprême ressource ; ils réalisent leurs dernières économies et les voilà partis. Quelques mois se passent, leur santé commence à se rétablir ; mais l'argent est épuisé, il leur faut quitter l'air de la montagne, juste au moment où il commençait à faire sentir ses effets salutaires.

C'est alors qu'ils s'adressent à la Société de secours aux poitrinaires indigents dont la charité a un caractère véritablement élevé. Les membres du conseil sont, par l'article 10 des statuts, astreints au secret le plus absolu. Le médecin délivre un certificat constatant que son malade réside à Davos depuis plus de trois mois et qu'il a besoin d'y rester pour achever sa cure. Le secours est accordé.

A partir de ce moment, le phtisique assisté touche discrètement à la caisse la petite rente qui lui est allouée. Sans avoir à subir aucun froissement d'amour-propre, il peut continuer à se soigner. Personne, pas même son hôtelier et encore moins ses compagnons, ne peut se douter qu'il est tombé dans la misère et qu'il ne vit que par la charité.

Malheureusement, la Société n'est pas très riche. En 1893, elle a distribué 22.010 francs répartis entre 49 malades. Il lui est déjà arrivé d'être remboursée de ses avances. Peut-être un jour, un poitrinaire, momentanément en détresse, à qui elle aura sauvé la vie pourra-t-il doter généreusement cette œuvre de régénération sociale et la mettre en mesure d'être aussi utile qu'elle est touchante !

Allemagne.

En Allemagne, les apôtres de la croisade en faveur des tuberculeux de la classe pauvre, sont les docteurs Fiklenburg, de Bonn, et Dettweiler, de Falkenstein. La haute compétence de ce dernier et les résultats thérapeutiques remarquables obtenus par lui depuis vingt ans dans la maison de santé payante qu'il dirige, n'ont pas peu contribué à vaincre les résistances et à déterminer un mouvement d'opinion qui va chaque jour en s'affirmant.

La nécessité de fonder des hôpitaux populaires pour le traitement des phtisiques ne fait plus de doute pour personne. Sur de nombreux points du territoire allemand, des sociétés se sont fondées dans le but de répondre à ce besoin social. Si elles n'ont pas encore donné tout ce qu'elles promettent, il ne faut s'en prendre qu'à leur recherche d'une solution économique pratique. Quant à leur conviction, elle est absolue et unanime. Beaucoup sont à la veille d'aboutir, quelques-unes en sont déjà à la phase d'action.

Comme toujours, les sociétés qui ont pris leur point d'appui sur l'initiative individuelle ont acquis une avance notable sur celles qui ont préféré faire appel aux pouvoirs publics, s'évertuant à les convaincre par des raisonnements au lieu de leur forcer la main par des exemples.

Le premier hôpital de phtisiques de l'empire d'Allemagne a été ouvert le 15 août 1892, par une association philanthropique de Francfort-sur-le-Mein (*Frankfurter Verein für Reconvalescenten Anstalten*), placée sous le protectorat de l'impératrice Frédéric.

Cette société a pour objet de permettre aux convalescents de rétablir complètement leur santé dans des établissements spéciaux et d'éviter ainsi les rechutes produites par une reprise prématurée du travail. Ses statuts l'autorisent, selon les circonstances, soit à fonder des asiles, soit à passer des contrats avec des institutions existantes, en faveur de ses membres qui sont admis, sans distinction de maladie ni de culte.

Entretenue par des dons, des legs et des cotisations, cette œuvre locale s'adresse plus particulièrement aux ouvriers francfortois pour lesquels elle est, à la fois, une association de bienfaisance et une société de secours mutuels. Comme les institutions similaires d'Allemagne, elle s'efforce de placer ses malades dans le voisinage de leur résidence, pour ne pas les séparer de leur famille, et aussi pour éviter des frais de transport.

En 1891, elle avait organisé à Neuenhain, près Soden, un hospice qui recevait les phtisiques en même temps que les autres convalescents. Mais elle reconnut vite les inconvénients de ce mélange.

Elle loua, à Falkenstein, un immeuble dans lequel était installé un petit hôpital pour les phtisiques israélites et elle y aménagea son asile de tuberculeux.

Situé tout à côté du sanatorium payant de Dettweiler, et placé sous la direction médicale de ce dernier, le nouvel établissement occupe une coquette villa sur le versant sud-ouest du Taunus, à 370 mètres d'altitude, à trois quarts d'heure de Cronberg, sur la route de Königstein à Falkenstein, qui le sépare de la forêt.

Protégé à l'ouest par le Feldberg, l'Altkönig et ses contreforts, l'hôpital est exposé au plein midi. La vue, embrassant la vallée du Mein, s'étend bien au delà de Francfort, limitée à l'horizon par les monts du Spessart et de l'Odenwald.

Le sol ardoiseux et en pente est toujours sec. La façade méridionale de la maison est garnie de galeries de repos, meublées de chaises longues pour la cure d'air. L'intérieur, confortablement meublé, se compose de 16 chambres, de un à deux lits pouvant recevoir 28 phtisiques.

Dans sa première année, cet établissement a hospitalisé 133 malades, sur lesquels 102 sont partis améliorés et, parmi eux, 10 p. 100 ayant perdu leurs bacilles. L'augmentation moyenne du poids a été de 7 livres, pour une durée moyenne de soixante et onze jours de traitement.

L'installation n'est revenue qu'à 10.000 marks (12.500 francs) qui ont été fournis par des dons volontaires et par une subvention de la ville de Francfort.

Le prix d'entretien d'un lit est de 2 marks 50 (3 fr. 12) et cependant la pension a été fixée à 2 marks par jour, acquittés, soit par le malade, soit le plus souvent par les assurances. Il reste donc, en fin d'année, un déficit de 5.600 marks (7.000 francs), couvert par des dons, des cotisations et un prélèvement, pour le surplus, sur les bénéfices de la maison de santé payante.

Cet hospice s'adresse surtout aux phtisiques inscrits à des caisses de maladie de Francfort et de Bornheim, ainsi qu'à ceux envoyés par l'hôpital du Saint-Esprit, à Francfort, en vertu des contrats passés avec la société fondatrice.

On n'y admet que les malades du sexe masculin curables, et on les reçoit le plus tôt possible, afin que la pension d'assurances qui ne dépasse pas treize semaines puisse produire un résultat.

L'asile de Falkenstein ne pouvait et ne devait être que provisoire. Tel qu'il est, il marque une première étape sur la voie du progrès. Mais, ses promoteurs n'avaient pas le droit de s'en contenter longtemps.

Il est de dimensions trop restreintes, il ne reçoit pas les femmes, et, il faut bien l'avouer, il y a quelque chose d'un peu choquant dans le rapprochement du vaste sanatorium des riches et de la petite maison des pauvres, alors que le nombre et les besoins de ces derniers sont, de beaucoup, les plus considérables.

Une occasion se présenta, comme il s'en présente toujours à qui sait vouloir, Dettweiler ne la laissa pas échapper.

A Ruppertshain, près Königstein, à une heure

de voiture de Falkenstein, est en train de s'élever un hôpital qui peut être considéré comme un modèle du genre. Au milieu d'un panorama merveilleux, en pleine chaîne du Taunus, 80 phtisiques pourront y être soignés avec tout le confort exigé par le traitement hygiénique.

Sans être un palais (tout luxe inutile serait une faute), l'hôpital de Ruppertshain, pour les phtisiques indigents, n'a rien à envier aux maisons de santé recevant les malades de la classe aisée.

Les travaux que j'ai visités sont très avancés, l'inauguration pourra avoir lieu bientôt. La petite maison de Falkenstein, après avoir été hôpital pendant deux ans, reprendra alors la destination bourgeoise pour laquelle elle avait été bâtie. Mais, pour ceux qui se préoccupent du danger social de la phtisie, elle restera longtemps entourée d'un pieux souvenir.

Elle a consacré le principe de l'hospitalisation des phtisiques pauvres dans des établissements spéciaux, apportant à une idée juste la preuve expérimentale. Elle a été le point de départ du grand frisson de pitié en faveur des tuberculeux qui agite toute l'Allemagne et qui se répercutera chez nous, où il n'est encore ressenti que par une élite trop peu nombreuse.

Dès l'année 1887, au Congrès balnéologique de Berlin, Goldschmid, de Reichenhall, réclamait la création en Allemagne d'un établissement pour les phtisiques pauvres. Le conseil d'hygiène, consulté à ce propos par la municipalité de Berlin, répondit qu'il considérait une semblable institution comme indispensable. Il engagea les pouvoirs publics à tenter un essai permettant de juger ce que l'idée était appelée à donner en pratique. Il conseillait un hôpital de 100 lits.

Mais la ville, dont les charges sont lourdes, ne put donner, de suite, satisfaction aux vœux du conseil d'hygiène. Elle allait se mettre à l'œuvre quand survient l'aventure de la tuberculine de Koch qui, pendant quelque temps, fait naître les plus belles espérances. La plupart des phtisiques aisés désertent les sanatoria pour se soumettre à la nouvelle méthode, plus facile que le traitement hygiénique. L'enthousiasme du moment fait oublier les tuberculeux pauvres, et les projets formés en leur faveur.

Quand il fallut reconnaître que la lymphe ne tenait pas ses promesses, la question de l'hôpital pour les phtisiques indigents de Berlin fut remise à l'étude. Mais, au lieu de lui donner la solution promise et espérée, on se contenta de créer un établissement qui ne répond nullement à sa destination.

11.

Cet hôpital a été ouvert au mois d'octobre 1892, au milieu d'un beau parc, mais aucun abri, forêt ou colline ne le protège contre les vents du nord. Il est situé dans la plaine de Malchow, le Gennevilliers de Berlin, en plein terrain d'épandage, c'est-à-dire dans des conditions hygiéniques assez douteuses comme qualité.

Son installation, trop sommaire, ne comporte même pas de galeries de repos pour la cure d'air.

En outre, les principes fondamentaux de l'hospitalisation des phtisiques ont été méconnus. L'hôpital de Malchow devait recevoir 96 malades des deux sexes ; or, il ne peut hospitaliser que 84 hommes. Au lieu de donner la préférence aux tuberculeux dont l'état laissait encore quelques chances de guérison, le service des admissions s'est laissé aller à accepter des phtisiques arrivés à la période de cachexie ultime. Si bien que, dans l'esprit du public, l'établissement passe plutôt pour un hospice d'incurables que pour un hôpital proprement dit. Il n'a rien des sanatoria affectés au traitement hygiénique de la phtisie pulmonaire.

Au congrès d'hygiène et de démographie de Budapest, le professeur Leyden, de Berlin, dans sa conférence sur « *La sollicitude des grandes villes pour les tuberculeux* » faite le 7 septembre 1894, ne lui a pas ménagé ses critiques. Nous nous sommes bornés à les reproduire.

Tout récemment, sur une propriété louée par la ville, la société d'assurances de Berlin contre l'invalidité et la vieillesse a projeté de fonder pour ses membres un hôpital de 80 lits, dans lequel elle a réservé un quartier de 20 lits pour les phtisiques. On parle, à ce sujet, dans le monde médical berlinois, d'un legs considérable qui aurait été fait en faveur des phtisiques sans ressources. Mais jusqu'ici, tout se borne à une légende vague que rien encore n'est venu confirmer.

La ville de Brême possède à Rehburg (Harz) un sanatorium populaire qui peut recevoir 30 phtisiques pauvres.

Ouvert le 1ᵉʳ juin 1893, il est destiné aux malades choisis par la société de bienfaisance brêmoise, mais quelques places y sont réservées aux phtisiques des autres villes de l'Allemagne.

L'établissement a deux sections, l'une pour les hommes, fondée par le docteur Pletzer, l'autre pour les femmes, créée par un groupe de personnes bienfaisantes.

Le prix de la journée est de 1 mark 50 (1 fr. 90) pour les malades de Brême et de 2 marks 50 (3 fr. 15) pour les étrangers. Il est acquitté par les Caisses de maladie ou les institutions philanthropiques.

Non loin de Rehburg, à Saint-Andreasberg, dans le Harz, il existe un petit hospice pour les phtisiques indigents. Il a été fondé, à l'instigation du docteur Landendorf, par l'initiative privée, qui se charge également de son entretien.

Dans le royaume de Saxe, le docteur Driver a commencé, depuis 1878, une campagne en faveur des tuberculeux pauvres : elle a été continuée par le docteur Wolff.

Un comité d'organisation s'est constitué à Leipsig, sous le protectorat du roi ; il a décidé la création d'un hôpital à Reiboldsgrun, à côté du sanatorium pour les malades payants.

Le comité a fait appel aux Caisses d'assurances, aux grands industriels, aux municipalités ainsi qu'à la bienfaisance privée, et la somme de 250.000 marks (310.000 francs), qui lui est nécessaire, a été en grande partie souscrite. Les projets ont été faits en vue d'hospitaliser 100 à 120 phtisiques, qui seront soumis au traitement hygiénique dans toute sa rigueur. Les travaux d'installation sont sur le point d'être commencés.

Un peu partout, dans les provinces d'Allemagne, les villes, grandes et petites, suivent le mouvement. Ici, on n'en est encore qu'à la phase d'études ;

là, sont déjà installés des comités ; ailleurs, on est passé à la période d'exécution. Bref, le moment approche où l'empire allemand aura au moins autant d'hospices populaires pour les phtisiques pauvres qu'il possède de sanatoria pour ceux de la classe aisée.

Dans la Hesse, la petite ville de Worms, qui ne compte que 22.000 habitants, est à la veille d'avoir son hôpital de phtisiques pour 35 malades.

L'endroit choisi pour l'installer est le Felsberg, à 500 mètres d'altitude. C'est un des points culminants de la chaîne de l'Odenwald, dont les bois. les vallées et les points de vue rivalisent avec ceux de la Forêt-Noire.

Non moins pittoresque est le plateau du Spessart, dont les forêts comptent parmi les plus belles de l'Allemagne. C'est là que la ville bavaroise de Wurtzbourg a choisi l'emplacement qu'elle destine à son hôpital de phtisiques.

Les villes de Stettin. Dresde et Hanovre ont, elles aussi, leurs sociétés en voie de formation.

Enfin, Brême, qui a déjà un sanatorium populaire à Rehburg, aura, dans un avenir prochain, un second débouché pour ses phtisiques des milieux ouvriers.

L'assurance hanséatique se propose de construire un hôpital pour les phtisiques assurés à sa caisse, à Hohegeip (Harz). Les plans et devis sont arrêtés. L'établissement recevra les malades des trois puissantes villes libres de l'Allemagne du Nord : Lubeck, Hambourg, Brême.

L'assurance ouvrière obligatoire
et les tuberculeux.

On a pu remarquer le rôle prépondérant joué par les compagnies d'assurances dans la création des hospices populaires pour les phtisiques. Ce fait mérite d'arrêter un instant l'attention.

Tout ouvrier allemand est obligé par la loi de contracter une triple assurance contre la maladie, les accidents et enfin contre l'invalidité ou la vieillesse. Cette législation est récente : elle date du 15 juin 1883, pour l'assurance obligatoire contre la maladie et du 1er janvier 1891, pour les deux autres.

L'assurance est réalisée à l'aide d'organes locaux qui sont des caisses d'assurances fonctionnant d'après le principe de la mutualité. Chacune d'elles s'administre elle-même et fonctionne séparément. Cependant, les caisses trop peu importantes pour se suffire à elles-mêmes, ne présentant pas, à proprement parler assez de surface, peuvent s'associer, à d'autres pour mettre en commun leurs ressources et leurs frais.

Le nombre des caisses de maladie est considérable. En 1890, il s'élevait à plus de 20.000 pour tout l'Empire. Toutes sont des institutions soumises aux prescriptions générales de la loi d'assurance obligatoire. Elles ont pour mission uniforme d'allouer à leurs membres, en cas de maladie, un certain quantum de secours qui ne peut descendre au-dessous d'un minimum fixé par la loi.

En cas de maladie, l'assuré doit toucher, pendant treize semaines, un secours en argent qui est d'ordinaire équivalent à la moitié de son salaire ; de plus, il reçoit les soins du médecin et les médicaments, soit chez lui, soit dans un hôpital. En cas de décès, la famille a droit à une indemnité dont le chiffre est basé sur l'importance du salaire.

Les caisses de maladie sont alimentées par les cotisations de leurs membres et celles des patrons, ceux-ci payant un tiers et les ouvriers deux tiers. Toutefois, certaines caisses libres, fondées par les ouvriers seuls, ne perçoivent que les cotisations de leurs membres.

Plus récente, la caisse d'invalidité et de vieillesse fonctionne à peu près sur le même principe. Elle assure à l'ouvrier une pension, en cas de chômage par invalidité ou de retraite par vieillesse

Pour les caisses d'assurances, le travail représente donc un bénéfice et le chômage une charge. Elles ont un intérêt majeur à abréger la durée de la maladie, pour diminuer leurs sacrifices, à rétablir les malades pour retrouver des clients momentanément perdus, et enfin à reculer l'invalidité et la mort, pour retarder le paiement de la pension ou de l'indemnité. On comprend qu'une maladie, à évolution lente et à rechutes fréquentes, comme la phtisie, va à l'encontre de ce programme.

En compulsant les rapports de leurs médecins, les caisses d'assurances n'ont pas tardé à comprendre quelles économies elles pouvaient réaliser en s'occupant de soigner leurs membres tuberculeux avant qu'ils soient irrémédiablement perdus, et par conséquent devenus onéreux au lieu d'être productifs.

Elles ont calculé que si, sur 500 phtisiques, soignés *à temps* elles pouvaient en rétablir 140, assez pour gagner sur chacun d'eux une année de travail, elles retrouveraient facilement l'argent dépensé par elles pour la créatior et l'entretien d'hôpitaux spéciaux. Or, Dettweiler estime que sur les 91.500 phtisiques qui meurent annuellement en Prusse, il sera possible d'en guérir 22.900, le jour où on aura compris la nécessité d'un traitement rationnel appliqué au moment opportun.

Ces lois sociales allemandes transforment le travailleur en une valeur financière cotée, productive d'intérêts et susceptible de fluctuations. Elles mettent en lumière la déperdition sociale considérable produite par la tuberculose. Et encore, les assurances, dans leur inventaire de fin d'année, ne peuvent-elles porter que les pertes matérielles évaluables en argent. Elles ne donnent qu'une idée incomplète du déficit, puisqu'elles laissent dans l'ombre d'autres pertes, qui, pour être moins directement tangibles, n'en sont pas moins désastreuses.

Cette situation est à peu près la même pour toutes les sociétés civilisées. Le bilan des caisses d'assurances d'Allemagne est exactement celui des autres nations dont la tuberculose compromet le bien-être matériel et moral.

Autriche.

À Vienne, le professeur Schrötter commença, vers 1884, à défendre la cause des phtisiques pauvres. Les pouvoirs publics furent saisis par lui d'un projet de construction d'hôpitaux pour les tuberculeux indigents : ils s'y déclarèrent très favorables, mais la question budgétaire coupa court à toute décision.

Sans se décourager, Schrötter continua résolument la campagne qu'il avait entreprise. Le succès couronna ses efforts. En 1892, il réussit enfin à constituer une Société composée de médecins, de philanthropes, de financiers et d'industriels, sous le protectorat de l'archiduc Charles-Louis, ayant pour but la création d'un établissement pour le traitement climatérique des maladies de poitrine (*Verein zur Errichtung und Erhaltung einer Klimatischen Heilanstalt für Brustkranke*).

Un moment, cette Société put se croire arrivée à l'exécution de ses projets. On lui offrait le magnifique château de Reichenau qui venait d'être construit au pied du Semmering, dans le plus beau vallon des Alpes viennoises. Le donateur se déclarait prêt à doter royalement le nouvel établissement. Il semblait donc qu'il n'y eut plus qu'à s'installer. Toutes ces belles espérances s'évanouirent comme un rêve!

Les habitants du vallon s'insurgèrent, paraît-il, contre cette munificence qu'ils déclarèrent attentatoire à leurs intérêts. Des tuberculeux dans cette contrée chérie des Viennois, peuplée de nombreuses villas, séjour préféré des touristes! Il n'y fallait pas songer, c'était la ruine du pays, et le pays ne semblait pas d'humeur à se laisser ruiner sans protester. Bref, le projet fut abandonné et le propriétaire garda son château que la Société se vit dans l'obligation de refuser.

Il y eut, m'a-t-on dit, d'autres difficultés plus graves que la protestation des habitants de Reichenau, à laquelle on eût pu ne pas s'arrêter ; car, en Autriche, pas plus qu'en France, une œuvre philanthropique ne saurait être assimilée à un établissement industriel insalubre. J'ai cru comprendre que des obstacles, d'ordre politique ou plutôt religieux, étaient venus troubler les projets de la Société et ceux du généreux bienfaiteur. On ne voit pas bien ce que la politique et la religion venaient faire dans cette question. Toujours est-il qu'elles intervinrent au grand détriment d'une idée généreuse et utile !

La Société pour la création et l'entretien d'un sanatorium climatérique des maladies de poitrine ne recula pas devant cet échec. Elle continua sa propagande et ses collectes.

Le compte financier de 1893, produit à sa seconde assemblée générale annuelle, accuse un avoir de 301.050 florins 11 kreutzers, soit environ 632.252 fr. 30.

En présence de ce résultat et des espérances qui sont presque des certitudes, la Société a résolu de se mettre à l'œuvre. Elle a fait dresser les plans pour un hôpital de 100 phtisiques indigents, qui doit être construit dans la banlieue de Vienne, à Alland, près Baden.

Cet établissement ne sera que le commencement d'une entreprise beaucoup plus considérable. Dans l'esprit des fondateurs, il doit servir doublement la cause des tuberculeux, d'abord en soignant des malades, et ensuite en préparant une génération de médecins spécialistes, familiarisés avec l'étude et le traitement d'une maladie trop dédaignée dans l'enseignement médical classique.

Grande-Bretagne.

L'Angleterre est, de tous les pays d'Europe, celui qui est le plus largement doté en hôpitaux spéciaux pour le traitement de la phtisie. Le plus ancien date de 1814.

Les principaux établissements pour la consomption et les maladies de poitrine (*Hospitals for Consumption and diseases of the Chest*) de la Grande-Bretagne, sont :

L'hôpital de Brompton, à Londres S.-W. ;

L'hôpital de Victoria-Park, à Londres E. ;

L'Hôpital Royal pour les maladies de poitrine, City road, E.-C., le plus ancien de Londres. Fondé en 1814, il a été rebâti à neuf dans ces dernières années :

L'hôpital de Mount-Vernon (*North-London hospital for Consumption*), Hampstead N.-W., fondé en 1860 pour recevoir 36 malades; agrandi en 1880, il compte aujourd'hui 84 lits.

L'infirmerie de Margaret street (*Margaret street Infirmary for consumption and diseases of the Chest and Throat*), Margaret street, Cavendish-Square W., établie en 1847;

L'hôpital de Ventnor, dans l'île de Wight;

L'hôpital de Craigleith, près d'Edimbourg.

Tous ces établissements, fidèles à leur programme qui consiste à soigner les *maladies de poitrine*, reçoivent tous les malades atteints d'affections des organes contenus dans la *cage thoracique*, cœur, poumons, gros vaisseaux, on y trouve même quelquefois des maladies du foie et du tube digestif, mais l'énorme majorité est composée de phtisiques.

Pendant l'année 1893, dans ces divers hôpitaux, on a traité 54.813 malades, tant internes qu'externes. Les établissements de Brompton, Ventnor et Victoria-Park, à eux trois seulement, ont secouru et soigné plus de 600.000 phtisiques depuis leur fondation.

Malgré ces importantes ressources, les demandes d'admission dépassent de beaucoup le nombre des lits disponibles, et les malades doivent souvent attendre longtemps leur entrée à l'hôpital. Les rapports annuels sont unanimes à signaler cette insuffisance et s'efforcent de solliciter de la charité un concours encore plus actif : voilà pour le côté humanitaire.

Le côté scientifique n'est pas moins bien partagé. Ces hôpitaux spéciaux fournissent des documents spéciaux très précieux pour l'étude de la tuberculose et de son traitement. Il est impossible de trouver des renseignements plus utiles que ceux consignés dans le bulletin de chacun de ces établissements : faits tout entiers de chiffres, ils ont l'éloquence de l'observation prise au jour le jour; ils en disent plus long que tous les exposés théoriques.

BROMPTON

L'hôpital de Brompton peut être cité comme un modèle de l'hygiène hospitalière et du confortable tout spécial à l'hôpital anglais. La charité s'y manifeste sous les formes les plus délicates et les plus aptes à faire oublier au malade ses souffrances et ses misères.

Ce qui frappe, dès l'abord, c'est le côté pittoresque. l'aspect souriant de cet asile bâti au milieu d'un beau parc. Avec sa façade crénelée, ses fenêtres à meneaux, ses campaniles, il a tout l'air d'une riche maison de plaisance.

Il se compose de deux corps de bâtiment, séparés par la rue (Fulham road) et réunis par un souterrain.

L'*Ancien Hôpital*, édifié en 1841, affecte la forme de la lettre H dont chaque branche verticale mesure 190 pieds anglais (environ 58 mètres). La branche transversale fait face à la rue, sa façade est de 200 pieds (61 mètres).

Cette construction est entourée de pelouses et de jardins d'une superficie de 3 acres (1 hectare 214).

Dès qu'on a franchi la grille, on se trouve en présence de trois allées conduisant : l'une, aux offices et aux communs, l'autre au parloir des visiteurs ; celle du milieu mène dans un vaste hall qui sert d'entrée principale. Le sous-sol dessert, en les réunissant, toutes les parties du bâtiment. Il renferme les salles de bains, de bains de vapeur et d'hydrothérapie, les appareils d'aérothérapie et les machines destinées à la ventilation et au chauffage.

Le rez-de-chaussée, surélevé, contient la salle des médecins, les laboratoires, le musée anatomique, les bureaux de la direction et les logements du personnel.

Un ascenseur et un monte-charges relient les deux galeries réservées aux malades.

Le premier étage est affecté aux femmes. Sur toute la façade règne un large promenoir, exposé au

Midi et sur lequel s'ouvrent les salles. Ces salles sont des chambres qui ne renferment jamais plus de huit lits : quelques-unes n'en contiennent que deux. La lumière et le soleil y pénètrent par de larges baies, dans l'embrasure desquelles sont disposées les bouches de chaleur et de ventilation.

Ce premier étage peut recevoir 103 malades.

Le second étage présente exactement les mêmes dispositions. Il est réservé aux hommes et contient 107 lits.

Le *Nouvel Hôpital*, situé sur le côté sud de Fulham road, est aménagé pour 137 malades. Il renferme, en outre, le service de la consultation qui occupe tout le rez-de-chaussée.

Les trois étages consacrés aux malades sont entourés chacun d'une large galerie intérieure, au centre de laquelle est aménagé un véritable salon très spacieux, avec sa bibliothèque, ses journaux, son piano et ses jeux. Les malades s'y réunissent dans la journée. Les chambres, au nombre de dix (4^m,20 de hauteur) renferment de un à huit lits : elles s'ouvrent toutes sur la galerie. Chaque service de quarante-six lits, soit un malade par 115 pieds superficiels, possède ses lavabos, ses salles de bains, d'inhalation, de sudation et ses water-closets.

Les cuisines sont placées dans les combles sur la

façade nord, dans une sorte d'annexe qui les sépare complètement du corps de logis principal.

Trois ascenseurs et des monte-charges facilitent le service des étages. Aux quatre angles existent de larges escaliers à la française, sans tapis.

A proximité de Brompton (Smith street) se trouve le *Home*, fondé par des personnes bienfaisantes. Il est destiné à abriter les malades, en attendant leur tour d'admission et à offrir un refuge temporaire aux convalescents après leur sortie. Ils y reçoivent le logement, les soins et les médicaments, mais ils ont à pourvoir à leur nourriture.

Une visite à Brompton laisse une impression toute différente de celle que produit généralement un hôpital. D'abord, aucune odeur, grâce à la perfection du système ventilateur, même dans le hall des consultations, où passent et séjournent chaque jour plus de 300 personnes. Ensuite, aucun de ces détails attristants qui, d'ordinaire, assombrissent le séjour dans une salle hospitalière. Aux lits, pas de numéro, pas de ces pancartes où sont étalées aux yeux de tous le nom et l'histoire de la maladie ainsi que les conditions sociales de l'hospitalisé ; pas de ces affreuses capotes d'uniforme, mais des robes de chambre et des peignoirs aux formes variées et aux couleurs vives.

Des fleurs à profusion dans les salles et les galeries apportent leur note gaie et consolante. Deux fois par semaine, elles sont renouvelées par des dames réunies en association charitable, sous la gracieuse appellation de Mission aux fleurs (*Flowers Mission*).

Pour les quatre repas quotidiens, les malades d'une même galerie sont réunis autour d'une grande table, soigneusement servie, parée de linge, d'argenterie et de fleurs et rappelant aux visiteurs tout le confort de la maison aisée.

Entre autres détails touchants, le fait suivant montre sur le vif le côté pratique de l'initiative privée des Anglais dans l'application persévérante de l'assistance. Quand furent achevées les nouvelles constructions de l'hôpital de Brompton, les membres du comité, désirant rendre hommage au dévouement de leur secrétaire, sir Philippe Rose, décidèrent que son portrait serait placé dans la salle du Conseil. Une souscription fut ouverte à cet effet. Mais, les fonds réunis, sir Rose, déclinant tout honneur, demanda qu'ils fussent appliqués à la création d'une caisse destinée à fournir des vêtements et des secours aux malades après leur sortie de l'hôpital. L'idée a fructifié, et la Caisse Rose (*Rose fund*), enrichie par les dons particuliers, assure le fonctionnement d'un service auxiliaire très important.

Le Conseil d'administration se compose de 25 membres *(governors)*. Il choisit dans son sein un directeur et un sous-directeur. Toutes ces fonctions sont gratuites et fort recherchées.

VICTORIA-PARK

City of London hospital for diseases of the Chest.)

L'hôpital de Victoria-Park a été fondé en juin 1848, pour les malades de la classe indigente atteints d'affection des voies respiratoires.

Un dispensaire fut d'abord ouvert dans Liverpool street, Finsbury. Le nombre des malades y augmenta bientôt dans des proportions telles que le comité décida la construction d'un établissement plus vaste qui pût répondre aux besoins de la consultation et recevoir en même temps des hospitalisés. Il s'adressa au gouvernement pour obtenir la concession d'un terrain, qui lui fut accordé à côté de l'entrée principale du parc Victoria. Cet emplacement est isolé de toutes parts par de larges rues.

Les constructions exposées au midi, la salubrité d'un sol calcaire, le voisinage et la vue d'un immense jardin public répondent à toutes les exigences de l'hygiène et du bien-être.

Tout en étant à proximité du centre, l'hôpital de

Victoria-Park est situé dans le quartier est de Londres, où il y a tant de misères à soulager et par suite tant de phtisiques à soigner.

Composé de constructions élevées successivement, l'hôpital contient 164 lits, répartis dans des chambres de deux, quatre, six, douze et seize malades. Cette division permet de les classer d'après la nature et la gravité de leur cas.

Dès que les phtisiques peuvent se lever, ils séjournent dans de vastes pièces où ils prennent leurs repas. C'est une règle absolue de ne pas les laisser dans les salles quand il peut en être autrement,

De larges corridors, bien éclairés et bien aérés, font le tour des bâtiments ; ils servent de promenoirs et permettent aux malades de faire leur exercice à couvert pendant le mauvais temps.

Au centre de chacun des deux étages sont aménagés une cuisine et un office pour le service particulier de la galerie. Les appareils de chauffage et de ventilation sont conçus sur le même principe que ceux de Brompton.

Dans les chambres, des cheminées permettent d'apporter la gaîté d'un feu pétillant, d'activer l'aération et de surélever la température, quand le calorifère n'est pas suffisant.

Les fenêtres sont pourvues de doubles vitres, défense contre le froid et le bruit ; les planchers sont également doubles. Pas de tentures, de rideaux, ni de tapis, partout des fleurs sans cesse renouvelées.

Les salles sont assez spacieuses pour que chaque malade soit approvisionné de 1.500 pieds cubes d'air pur, trois fois par heure.

Le service de la consultation comprend deux grandes salles d'attente et des cabinets spéciaux où trois médecins se tiennent en permanence. La pharmacie et le Dispensaire ouvrent sur ces salles, de telle sorte que, au sortir de la consultation, chacun reçoit immédiatement les médicaments qui viennent de lui être prescrits et les secours en nature qui lui sont alloués.

L'hôpital anglais ne touche aucune subvention fixe de l'Etat ou de la ville ; il ne vit que de subsides volontaires. Les bienfaiteurs reçoivent, en échange de leurs dons, le droit de faire admettre des malades, dans des conditions proportionnées à leur apport. Pas de budget inflexible limitant les moyens d'action : les administrateurs vont de l'avant, au risque de s'endetter. Le déficit qu'ils proclament, non sans fierté, à la fin de chaque année, prouve l'importance des services rendus. Il n'a d'autre effet que de stimuler la charité du public et de provoquer de nouvelles souscriptions.

La simplicité et le désintéressement de ces

hôpitaux rendent leur crédit inébranlable. Ils expliquent comment une doctrine économique aussi fantaisiste peut obtenir l'approbation et l'appui d'une population, par ailleurs, si pratique.

Chaque année, deux jours sont consacrés à la collecte des fonds nécessaires aux hôpitaux. C'est d'abord le dimanche d'hôpital (*Sunday hospital fund*) où dans tous les temples, quelque soit leur culte, des quêtes fructueuses sont faites, puis le samedi d'hôpital (*Saturday hospital fund*). Ce jour-là, les femmes du plus grand monde se disputent l'honneur de s'installer sur le trottoir et de tendre la main aux passants pour les malades. Des boîtes sont déposées au coin de chaque rue, surmontées de cet écriteau, éloquent en son laconisme : « *Samedi d'hôpital : Collecte des rues !* »

En même temps, les pennies et les schellings sont récoltés, dans les ateliers, les écoles, les grands magasins, les gares, et dans tous les endroits où circule la foule.

Le samedi d'hôpital, auquel j'ai assisté, a produit 50.000 livres sterling, soit 1.250.000 francs. Cet argent est distribué aux hôpitaux de Londres, au prorata de l'importance et des besoins de chacun d'eux. Il vient s'ajouter à leurs ressources ordinaires.

A Victoria-Park, une caisse de secours (*Samaritan fund*) est spécialement destinée à pourvoir de vêtements et même de quelque argent les malades à leur sortie.

La gestion de l'hôpital est confiée à un comité choisi parmi les plus gros donateurs, qui trouvent dans ces fonctions purement honorifiques, une récompense fort enviée et un stimulant de leur zèle charitable. Cette administration fonctionne d'après le même règlement que celle de Brompton.

Le service actif est placé sous les ordres de l'intendante en chef (*Matron*). Celle-ci dirige le personnel qui est exclusivement féminin, même dans les salles d'hommes.

Les économies signalées plus haut permettent de donner à ces servantes un salaire en rapport avec le travail et les garanties qu'on exige d'elles. Aussi, est-on frappé de la propreté, du dévouement et de l'aménité des *Nurses*, dans l'accomplissement de leur devoir. Elles constituent un personnel d'élite attaché à l'hôpital, comme un bon serviteur l'est à la maison.

Le corps médical se recrute à l'élection. Les médecins sont nommés par leurs collègues, sauf ratification du Conseil des Gouverneurs. Chacun d'eux est tenu à deux visites par semaine.

Le service quotidien est assuré par le médecin résident et les assistants (chef de clinique et internes) qui sont tous pourvus du diplôme de docteur. Le médecin est maître absolu dans son service. Rien ne limite ses prescriptions, tant au point de vue du traitement qu'à celui du régime.

Les observations des malades sont soigneusement consignées sur des fiches, dont l'ensemble fournit de précieux éléments pour la statistique et l'étude de la phtisie pulmonaire. C'est à ces documents que sont empruntés les chiffres suivants : ils indiquent le mouvement des malades à l'hôpital de Victoria-Park :

Statistique médicale de l'hôpital de Victoria-Park.
(Année 1893.)

INTERNES

En traitement au 1er janvier 1893. . .   136 }
Admis dans le cours de l'année. . . .   1156 }   1.292
Restent au 31 décembre 1893.   130
                    Total pour 1893 . . .   1.162

sur lesquels :

Plus ou moins améliorés 1 045
Décédés.   117
Malades admis depuis l'ouverture de l'hôpital
    (1855) jusqu'à fin décembre 1893 . . . . .   27.737
Moyenne des présences par jour.   119

EXTERNES

En traitement au 1er janvier. . . .   980 }
Admis dans l'année. . . . .   15.996 }   16.976
Restent au 31 décembre 1.020
                    Total pour 1893 . . .   15.956

Malades admis depuis la création de l'institu-
    tion (1848 à fin 1893) 520.781
Nombre des consultations en 1893 . . . . .   63.857
Moyenne hebdomadaire 1.228

VENTNOR

(The royal national Hospital for Consumption and Diseases
of the Chest.)

L'hôpital de Ventnor est situé sur la côte sud-est de l'île de Wight.

Il a été bâti, en 1869, sur les plans du docteur

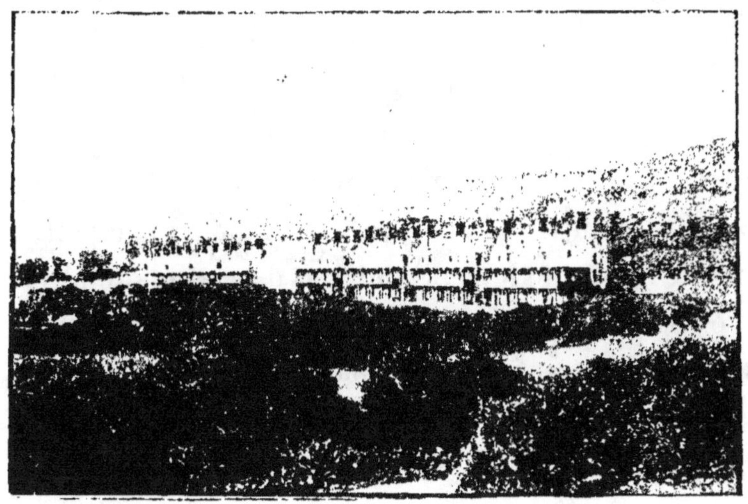

Fig. 11. — L'hôpital de Ventnor. Façade sur la mer.

Arthur Hill Hassall, au milieu du merveilleux pays, auquel son climat exceptionnel a valu le nom de « Provence de l'Angleterre ».

Il se compose d'une série de cottages, rangés côte à côte sur une même ligne, ayant leur façade sur la Manche, dont ils sont distants d'une centaine de mètres au plus. Une crête de falaises élevées tamise l'air de la mer ; trois échappées ménagent la vue des horizons lointains. Du côté de la terre, une colline abrite l'hôpital contre les vents du Nord, et reflète les rayons du soleil sur sa façade septentrionale.

C'est à mi-côte, entre le coteau et les falaises, qu'est planté Ventnor. Des jardins en amphithéâtre, où, sous l'action bienfaisante du Gulf-Stream, croissent les plantes inconnues au reste du sol anglais, palmiers, yuccas, figuiers, conduisent par une série de trois étages jusqu'à la mer.

Sur toute la façade méridionale règne un large promenoir couvert, dans lequel les malades peuvent, quand le temps ne leur permet pas de sortir, prendre de l'exercice et jouir de la vue d'un site enchanteur.

Conçu sur le principe des pavillons séparés, l'hôpital se compose de dix bâtiments distincts, à peu près semblables. Elevés d'un étage, ils ne communiquent entre eux que par un large sous-sol qui s'étend sous toutes les constructions.

Chacune de ces petites maisons est aménagée pour recevoir 12 à 14 malades. Le rez-de-chaussée contient : la salle à manger, les salons de conversation, meublés avec goût, presque avec luxe et ouvrant sur la véranda qui regarde la mer par de larges baies encadrées de fleurs et de plantes grimpantes. Au premier étage, chaque malade a sa chambre à coucher distincte. Les pensionnaires d'un pavillon (*block*) peuvent vivre isolément sans être jamais en rapport avec ceux du block voisin. On peut donc considérer une seule de ces petites maisons comme un hôpital complet et indépendant. Chacune d'elles a son nom, généralement celui d'un bienfaiteur.

A sa fondation, Ventnor se composait d'un pavillon unique. Il était, cela va sans dire, toujours au complet et de nombreux postulants devaient attendre une place vacante. Pour répondre à ces besoins, la bienfaisance érigea, d'année en année, de nouveaux pavillons. De sorte que, sans avoir eu à lutter contre les difficultés financières d'un début hâtif, sans avoir aventuré, du premier coup, un gros capital, l'hôpital de Ventnor s'est trouvé constitué presque insensiblement.

Le public charitable a apporté son concours peu à peu et, avec d'autant plus d'empressement, qu'il ne s'agissait pas de courir les risques d'une entreprise nouvelle, mais d'agrandir un établissement devenu insuffisant.

Il y a vingt ans, Ventnor était une simple maison de santé, aujourd'hui, c'est un hôpital de 134 lits. Il n'a pas encore atteint le développement auquel il peut prétendre, car il dispose de 90.000 mètres de terrain qui n'attendent que les souscriptions pour se couvrir de nouveaux blocks.

Plus l'hôpital s'agrandit, plus il est insuffisant, car les demandes d'admission y affluent. Aussi les donateurs sont-ils de plus en plus nombreux et Ventnor est appelé, dans un avenir prochain, à devenir un des plus beaux établissements hospitaliers spéciaux de l'Angleterre, pour ne pas dire du monde entier.

Outre qu'il offre un avantage considérable au point de vue de l'hygiène et du classement des malades, le système des pavillons séparés permet de profiter des progrès réalisés par l'architecture hospitalière. On peut augmenter un tel hôpital, sans être esclave des erreurs qui ont pu être commises dans les constructions primitives. C'est ainsi que dans la dernière maison récemment achevée (*The John Jones memorial block*), sans enlever à l'ensemble son cachet d'uniformité, on a réuni toutes les conditions les meilleures pour l'aménagement intérieur et la ventilation.

On y a ménagé un vaste hall de 70 pieds de long, sur 48 de large et 32 de haut, destiné à réunir, de temps à autre, tous les malades à la même table. On doit également y donner des concerts et des représentations théâtrales.

Toujours cette préoccupation, déjà signalée pour les hôpitaux anglais, d'égayer le malade et de lui rendre agréable son séjour dans l'établissement.

La ventilation assure à chaque malade cinq mille pieds cubes d'air par heure et toujours à la température de 62° Fahrenheit (16° 5 centigrades), même par les temps les plus froids.

À Ventnor, on exige de chaque malade une petite pension, autant pour ménager son amour-propre que pour parer à l'inconvénient inhérent à la plupart des hôpitaux destinés à la classe indigente, à l'exclusion de la classe moyenne. Le prix de cette pension est fixé à 10 schellings par semaine, soit 1 fr. 80 par jour, tout compris. Il ne représente pas la dépense totale du malade. Il est généralement acquitté par des associations de bienfaisance ou des sociétés de secours mutuels. En outre, un certain nombre de pauvres sont reçus gratuitement, leur cotisation étant prélevée sur un crédit spécial.

Cet hôpital, à la portée de toutes les bourses, est ouvert à tous les sujets britanniques. Depuis sa fondation, 12.500 malades y ont été traités, sans compter les externes.

Le rapport médical de l'année 1893 s'efforce de mettre en lumière quelques-unes des règles considérées comme fondamentales, dans les sanatoria payants de l'Allemagne ; ils enregistrent également des résultats thérapeutiques qui constituent le plus éloquent des plaidoyers en faveur des hôpitaux de phtisiques.

« Le comité médical est heureux de constater, comme dans les années précédentes, que le nombre des malades qui ont bénéficié de leur séjour à Ventnor est considérable. Sur les 661 phtisiques qui ont quitté l'hôpital dans le cours de l'année, 508, soit 77 p. 100, ont été très améliorés, quelques-uns dans des proportions à peine croyables. Parmi eux, il en est qui, jadis, avaient suivi le traitement de l'hôpital, et qui pendant plusieurs années avaient pu, sans rechute, reprendre leur travail. Un nouveau séjour dans l'établissement les a mis en état de rentrer à leur poste dans la société. C'est pour ces malades que l'Institution est faite ; il y a une grosse erreur de la part de ceux qui la considèrent comme un asile de convalescence ou un hospice pour les incurables moribonds.

« Aussi le Conseil des Gouverneurs doit-il se montrer très sévère pour les admissions et savoir résister aux sollicitations de certains bienfaiteurs qui pourraient détourner l'œuvre de son but.

« Il importe de ne pas accepter les cas désespérés. Parmi les décès, on a compté cette année 16 malades qui ont succombé moins d'un mois après leur entrée, et 2 qui sont morts dans les quarante-huit heures qui ont suivi leur arrivée. Le lit occupé par des phtisiques dans ces conditions est utilisé sans profit et au détriment de ceux qui, pouvant guérir, sont obligés d'attendre leur admission, faute de place.

« Au commencement de l'année, 128 malades étaient présents à l'hôpital, 662 y ont été admis dans le cours de l'exercice, soit un total de 790 cas traités. 661 ont quitté l'établissement dans les conditions suivantes :

```
Considérablement améliorés . . . .   139
Très améliorés . . . . . . . . .     178
Améliorés. . . . . . . . . . . .     191
Statu quo. . . . . . . . . . . .      86
Aggravés . . . . . . . . . . . .      36
Décès. . . . . . . . . . . . . .      31
```

« L'augmentation de poids a toujours marché de pair avec les résultats favorables du traitement. Il a été, en moyenne, de 3^{k}.800. Chez 81 malades, il a dépassé 6 kilogrammes. Le poids le plus considérable qui ait été gagné est de 10^{k}.400 après soixante-dix jours de traitement.

« La question prophylactique est de la plus haute importance dans un hôpital de tuberculeux. Grâce aux soins apportés dans la désinfection des crachoirs, aucun cas de contagion n'a été observé, ni dans l'établissement, ni dans son voisinage. L'éducation hygiénique du malade porte ses fruits, non seulement pendant le temps qu'il est hospitalisé, mais encore, plus tard, quand il est rendu à sa famille, où il transporte les bonnes habitudes de prévention qui lui ont été données et dont il a compris l'utilité. »

Le seul reproche que l'on puisse faire à cet établissement, c'est de ne pas appliquer le principe de la cure d'air prolongée ; les malades n'y passent guère que quelques mois, et une fois améliorés, ils retournent à leurs occupations. Aussi, les rechutes sont-elles fréquentes et voit-on souvent revenir à l'hôpital les mêmes malades chez lesquels la trop courte durée du traitement n'a permis que des résultats partiels.

CRAIGLEITH-VICTORIA [1]

A quelques lieues d'Edimbourg, sous le climat changeant de l'Ecosse, existe un petit sanatorium pour les phtisiques pauvres du pays.

Un philanthrope a donné sa villa ; le docteur R. W. Philip en a fait un établissement dont les frais sont couverts par des contributions volontaires. On ne peut soigner que quinze malades, mais on apporte à leur traitement un soin tel que les résultats obtenus sont des plus encourageants.

Ces succès thérapeutiques sont dus, en grande

(1) D'après les renseignements fournis par M. le docteur Knopf, après sa visite à Craigleith, en 1894.

partie, à la façon dont se fait le recrutement des malades. On les choisit, d'une part, dans les cas nécessitant une opération d'urgence : laryngite à trachéotomiser, pleurésie purulente obligeant à l'empyème, etc... et d'autre part, parmi les tuberculeux qu'un bon régime et une hygiène sévère peuvent encore amener à la guérison.

La sélection des malades est opérée à Edimbourg par l'intermédiaire du *Victoria Dispensary*, où les malades pauvres atteints d'affections pulmonaires viennent prendre des consultations. Des aides-médecins attachés au dispensaire vont visiter à domicile les malades qui ne peuvent pas sortir. C'est dans ces conditions que sont choisis les tuberculeux qui sont envoyés à l'hôpital spécial de Craigleith.

Il n'y a pas ici, comme en Allemagne et en Suisse, de cure à l'air libre sous des galeries, le climat de l'Ecosse n'étant pas, au dire des médecins du pays, favorable à ce mode de traitement. Néanmoins, les résultats obtenus font espérer que le petit sanatorium populaire de Craigleith prendra dans un avenir prochain un développement plus considérable.

Russie et Norwège.

Il existe, en Europe, un certain nombre d'autres hôpitaux spécialement consacrés à la phtisie ou dans lesquels on ne reçoit que des malades atteints d'affections des voies respiratoires, dont la tuberculose pulmonaire forme le plus gros contingent.

Dans un récent travail sur la tuberculose et les maisons de santé où on la traite, Sonderegger cite les établissements suivants pour la Russie :

ORANIENBAUM, près de Peterhof, sur la rive méridionale de la baie qui sépare Cronstadt de l'embouchure de la Néva, possède trois bons sanatoria où les malades sont admis moyennant le paiement d'une taxe réduite. Ces établissements hospitalisent les phtisiques de la classe moyenne ainsi que les indigents dont le prix de pension est acquitté par des sociétés de bienfaisance.

A SLAWUTA, en Volhynie, existe un sanatorium de 100 lits, ouvert pendant la saison d'été.

La maison de santé impériale de HALILA, en Finlande, reçoit les phtisiques toute l'année. Le prix de journée est de 3 à 5 francs.

A IALTA, en Crimée, il y a également un établissement privé pour les tuberculeux.

Enfin, d'après les renseignements du docteur Klaus Hansen, médecin de l'hôpital de Bergen en Norwége, il paraît que le parlement de ce pays a décidé que deux des hôpitaux de lépreux seront désormais consacrés au traitement des phtisiques pauvres.

Hôpital de Wola (Varsovie). A Wola, faubourg de Varsovie, le docteur Louis Natanson a dirigé la construction d'un hôpital communal conçu sur le double principe de la spécialisation et de l'isolement par catégories de maladies.

Cet établissement se compose d'une série de pavillons indépendants les uns des autres et disséminés dans un parc de 60.000 mètres. Ces pavillons sont destinés à recevoir les malades dont l'hospitalisation s'impose, le but du nouvel hôpital étant de donner surtout des consultations. Quatre médecins consulteront simultanément et pourront ainsi en un temps relativement court, examiner et soigner un grand nombre de malades. On a voulu réaliser ce que nous demandons en France : *l'Hôpital-Dispensaire*.

Un des pavillons est affecté aux phtisiques qui, comme les autres malades, y sont admis gratuitement. Vu la direction générale du terrain de l'hôpital situé, face au midi, le pavillon a reçu la disposition en fer à cheval telle qu'aucune des parties réservées aux malades ne regarde ni le nord ni le sud.

Les malades, dont le nombre ne dépasse jamais deux par chambre, ne séjournent dans les dortoirs que la nuit. Le jour, ils se promènent dans les jardins qui leur sont réservés, dans la véranda où ils peuvent être portés avec leur lit, ou bien dans la salle de réunion.

La ventilation est assurée avec soin. Les poêles de chauffage sont installés de façon à pouvoir être chargés du côté des corridors pour éviter la poussière et diminuer le contact entre le personnel et les malades.

Les ordures ne sont jamais transportées dans les couloirs, pas plus que le linge sale. Ce service se fait par des tuyaux conduisant au sous-sol où les pièces de lingerie tombent dans des récipients remplis d'une solution antiseptique. De là, on les transporte aux bâtiments annexes.

Les chambres et les salles des pavillons sont dallés d'une porcelaine spéciale très lisse et fort résistante. Les murs, jusqu'à une certaine hauteur, ont un revêtement semblable. Tous les coins sont arrondis.

Un semblable hôpital exige un nombreux personnel. Mais, dit le docteur Jasiewicz, qui a communiqué ces détails à la Société de médecine et de chirurgie pratiques de Paris, il ne faut pas oublier que cet établissement est en Pologne, où la main-d'œuvre est à très bas prix.

Le crachoir dans les hôpitaux de phtisiques.

Un journal de médecine de Londres[1] a fait dernièrement une enquête, dans tous les hôpitaux de phtisiques de Londres et de l'Angleterre, pour se rendre compte des précautions que l'on y prend contre les crachats.

Dans tous, on s'efforce d'éviter le dessèchement des crachats et leur transformation en poussière. On cherche donc à les maintenir à l'état d'humidité jusqu'au moment de leur destruction.

A Brompton, on oblige chaque malade à faire usage d'un crachoir individuel (Spitcup) et des crachoirs fixes sont largement distribués dans les corridors. Ces derniers sont vidés, deux fois par jour, dans des seaux dont le contenu est mêlé à du charbon en poudre qu'on brûle. Dès que les crachoirs sont vides, on les lave sur un évier spécial. Les crachoirs contiennent une solution d'acide

(1) *Bristish medical Journal*, 16 septembre 1894, p. 633. *Consumption hospital an tuberculous dust*. Reproduit par Vallin. *Revue d'hygiène*, 1894, p. 51 et suivantes.

phénique à 3 p. 100, ou une solution de soude caustique quand les crachats sont très adhérents.

Malgré toutes les recommandations, il est à peu près impossible d'empêcher les malades de s'essuyer la bouche avec leur mouchoir, qu'ils glissent ensuite sous le traversin. En outre, les sujets les plus gravement atteints souillent les draps de leurs expectorations. Tous ces linges sont envoyés à la blanchisserie, où ils sont soumis à une haute température qui facilite leur désinfection. Mais il faut reconnaître qu'on ne prend aucune précaution pour empêcher les laveuses de respirer les poussières provenant de ce linge sale.

L'hôpital est fort bien tenu, mais on en est encore pour l'entretien des parquets au balai et au torchon ; on ne connaît pas l'emploi des linges humides.

L'administration, quoique convaincue des dangers du bacille tuberculeux, semble croire que la propreté minutieuse alliée à une bonne ventilation suffit à supprimer les chances de contagion.

A Victoria-Park, les crachoirs, remplis d'une solution phéniquée à 3 p. 100, sont rincés à l'eau chaude sous un robinet spécial. Il est défendu de cracher dans les mouchoirs. Cependant les malades s'en servent pour s'essuyer la bouche. Il leur est enjoint de ne pas les glisser sous leur oreiller ;

mais de les déposer dans un petit panier en fil de laiton fixé à côté du lit.

Aux malades graves qui n'ont plus la force de prendre leur crachoir, on distribue des compresses de toile où ils crachent et qu'on jette au feu.

A l'hôpital de North London, les prescriptions suivantes sont affichées dans toutes les salles ; leur exécution fait l'objet d'une surveillance attentive :

Les malades doivent garder près d'eux leur crachoir. Ils ne doivent cracher nulle part pendant leur séjour dans l'hôpital.

Dehors, on doit cracher dans un mouchoir ou dans un morceau de chiffon qui doit être déposé dans un seau, en entrant.

Défense de cracher à terre.

Le crachoir doit être vidé dans un récipient de porcelaine affecté à cet usage. Il ne doit jamais être vidé dans les latrines ou dans les cuvettes des lavabos.

Les malades se servent donc encore de leur mouchoir ; le règlement les invite même à le faire quand ils sont dehors. Il est vrai qu'il leur prescrit de les déposer dans un seau en entrant ; mais on ne peut les y contraindre, attendu que les mouchoirs leur appartiennent, et que leurs parents les emportent pour les laver, ce qui rend encore plus difficile le changement fréquent des linges souillés.

Le service de la consultation remet à tous les
malades externes l'avis suivant imprimé :

INSTRUCTION POUR LES MALADES EXTERNES

Comme on sait aujourd'hui que les crachats des poitrinaires contiennent les germes de la maladie, n'avalez
pas vos crachats ; cette habitude peut causer la tuberculose des intestins.

Ne crachez pas par terre, ni dans un ustensile qui
ne contient pas un désinfectant.

Ne crachez pas dans les rues.

A l'intérieur, faites usage d'un crachoir portatif contenant quelque désinfectant. Au dehors, servez-vous
d'un mouchoir de poche, d'un morceau de chiffon ou
de papier que vous brûlerez dès que vous rentrerez.

On vous donnera, au Dispensaire, des désinfectants
pour les crachoirs portatifs ou fixes. Le contenu de ce
dernier doit être additionné d'une nouvelle dose de
désinfectant avant d'être vidé. On doit le vider dans la
cuvette d'un water-closet ou dans un feu ardent, mais
jamais ailleurs, pas même sur les tas de cendres qu'en-
lève la voirie.

Si vous crachez dans un mouchoir de poche, faites-le
bouillir cinq minutes dès que vous avez fini.

Gardez votre chambre bien aérée, laissez la fenêtre
ouverte quand vous quittez votre chambre et laissez toujours un petit jour à la partie supérieure pendant la nuit.

S'il y a une cheminée dans la chambre, ne la bouchez
jamais complètement, mais laissez-y toujours un passage pour le renouvellement de l'air.

Tenez votre chambre propre et ne laissez jamais la poussière y séjourner sur le sol.

Les poitrinaires doivent coucher seuls.

Les mères qui sont poitrinaires ne doivent pas allaiter leurs enfants.

A l'hôpital de Ventnor, on trouve dans chaque chambre une instruction très simple, très courte, expliquant la nature infectieuse de la tuberculose et insistant sur le danger des poussières contaminées. On y lit le passage suivant:

Les malades sont instamment priés de ne pas cracher par terre, sur le plancher, dans la cheminée ; ils ne doivent cracher que dans un vase destiné à cet usage. En cas d'impossibilité de faire autrement, l'on doit cracher dans un mouchoir ; mais pour que l'expectoration ne puisse s'y dessécher, on s'est arrangé de manière à fournir, chaque jour, un mouchoir propre à chaque malade, en échange du mouchoir sale qu'on enlèvera pour le désinfecter et le laver. Il doit être bien compris qu'il faut toujours se servir du crachoir, quand cela est possible, et que le mouchoir de poche n'est qu'un supplément destiné à empêcher la projection des crachats sur le sol.

Les mouchoirs fournis ainsi par l'hôpital sont tous du même modèle, facile à reconnaître, mais sans avoir toutefois rien de très particulier. Chaque matin, on en distribue un à tous les malades ; celui de la veille est au même moment recueilli dans un seau de toilette en porcelaine, garni extérieurement de métal, par une femme dont la seule occupation est de laver ces objets à la buanderie. On les transporte dans une chambre bien isolée du sous-sol, très éclairée, ventilée en plein air, où on les soumet à l'ébullition dans un cylindre chauffé à la vapeur ; on les lave et on les repasse.

Contrairement à ce qu'on aurait pu prévoir, les malades ont très bien accueilli cette manière de procéder ; ils entrent avec intelligence dans l'esprit de l'instruction affichée dans leur chambre et prennent toutes les précautions recommandées en ce qui concerne les produits de l'expectoration.

Au Manchester hospital, de même qu'au Victoria dispensary d'Edimbourg, tous les malades font usage de crachoirs chargés d'acide phénique et qu'on lave dans l'eau bouillante. Tous les locaux sont blanchis et nettoyés à fond chaque semaine. Des avis imprimés, distribués aux malades, leur signalent le danger qu'il y a à respirer les poussières de l'expectoration desséchée, et leur indiquent les moyens d'éviter la contagion. En voici quelques extraits :

L'air respiré par le poitrinaire n'est pas directement infectieux.

Le malade doit expectorer dans un bocal ou une

tasse contenant une cuillerée à bouche d'acide phénique fort ou d'un autre désinfectant.

Le vase doit être changé deux fois par vingt-quatre heures ou plus souvent, nettoyé en le remplissant d'abord d'eau bouillante. Tout le contenu est ensuite jeté dans les water-closets; on le lave enfin dans l'eau bouillante.

Quand le malade est dehors, il doit porter avec lui son petit crachoir de poche, tel que celui de Dettweiler ou le modèle plus simple du dispensaire Victoria ; le flacon doit être nettoyé de la même façon que le crachoir ordinaire. Le malade ne doit jamais cracher, ni dans les rues, ni dans son mouchoir de poche. En tous cas, ce dernier doit être d'une matière sans valeur, permettant de le brûler dès qu'on l'a sali. Il faut également brûler les carrés de papier ou de chiffon qu'on emploierait pour cet usage.

Il ne faut jamais avaler ses crachats : on s'exposerait par là à transmettre la maladie à d'autres organes.

Les poitrinaires doivent avoir autant que possible des ustensiles de table distincts (cuillères, fourchettes, etc.). En tous cas, il faut avoir bien soin de laver à l'eau bouillante les ustensiles d'usage commun.

A l'hôpital de tuberculeux de Villiers-sur-Marne, ouvert uniquement à des enfants, j'ai mis en expérience un crachoir collectif qui a été construit par Poupart, sur mes indications.

Il se compose essentiellement de deux récipients superposés réunis par un robinet de distribution.

Le réservoir supérieur contient une solution antiseptique, l'inférieur est destiné à recevoir les produits de l'expectoration qui sont projetés par l'enfant dans un entonnoir à large ouverture facilement accessible.

Dès qu'il a craché, le malade fait décrire à la manette du robinet un quart de cercle. Automatiquement, à la suite de ce mouvement, le robinet déverse dans l'entonnoir la charge de liquide antiseptique nécessaire à projeter le crachat dans le seau inférieur où il achève de se stériliser. Deux petits réservoirs d'une capacité de 250 grammes se mettent en charge alternativement, l'un se remplissant par le mouvement de robinet qui fait vider l'autre, en sorte que l'appareil est toujours prêt à fonctionner, sans gaspillage de la solution antiseptique et sans avoir à craindre les négligences du malade.

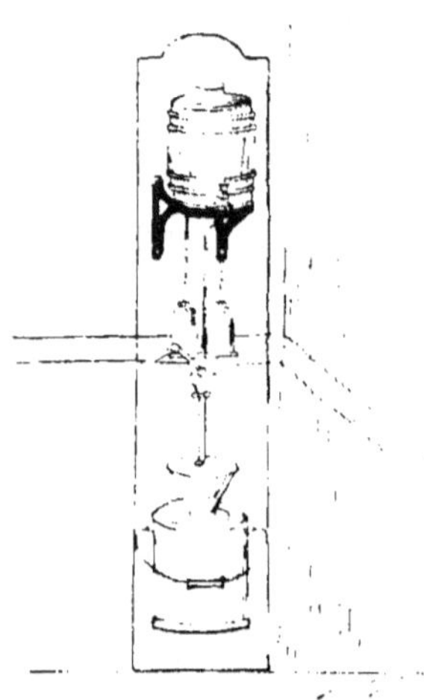

Fig. 12. — Vue d'ensemble du crachoir collectif en usage dans les hôpitaux de l'Œuvre des Enfants tuberculeux.

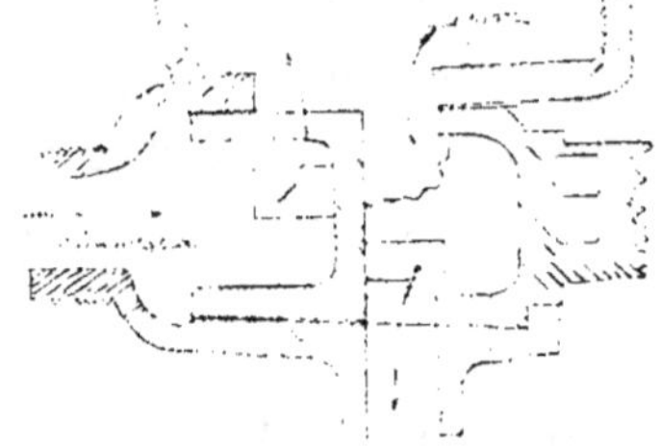

Fig. 13. — Coupe du robinet de distribution à décharge alternative.

C'est, en somme, l'application en petit à un crachoir collectif du système de charge d'eau em-

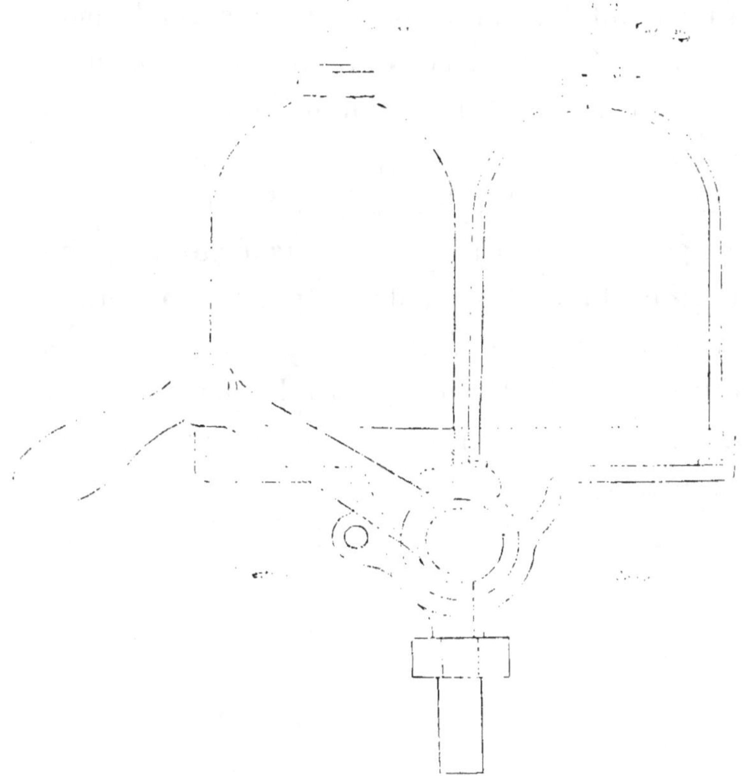

Fig. 14. — Ensemble du robinet de distribution.

ployé dans les cabinets d'aisance basés sur le principe du tout à l'égout.

Cet appareil a le défaut d'être un peu coûteux à cause de la complication du robinet distributeur, mais il paraît appelé à rendre de réels services dans les établissements où les phtisiques sont en grand nombre.

La question du crachoir collectif, du crachoir individuel et des mesures administratives à prendre dans un hôpital de phtisiques pour assurer la parfaite innocuité des expectorations est de la plus haute importance. Elle est loin d'être complètement résolue.

Il est à désirer que les récipients mis en usage soient perfectionnés par les constructeurs, et que l'éducation du personnel des hôpitaux, infirmiers et malades soit faite d'une façon complète. Il ne saurait y avoir de détail négligeable quand il s'agit d'enrayer la contagion d'une maladie aussi meurtrière que la tuberculose.

V

LE PHTISIQUE EN FRANCE

SITUATION ACTUELLE. — PROJET DE RÉFORMES

État actuel de l'hospitalisation du phtisique pauvre en France.

En France, surtout dans les grandes villes, et, en particulier à Paris, le traitement rationnel de la tuberculose pulmonaire est d'une application à peu près impossible, quand la phtisie frappe les malheureux. Il exige des modifications radicales dans notre système d'assistance.

Harcelé par le besoin, poussé par la nécessité de nourrir sa famille, le phtisique de la classe ouvrière n'a ni le loisir, ni le moyen de se soigner à temps. Il va jusqu'au bout. Quand il n'a plus la force de travailler et qu'il a épuisé ses dernières ressources, il se présente à l'hôpital.

Mais l'hôpital, tel qu'il est organisé actuellement, ne peut guère ouvrir ses portes au tuberculeux encore en état de marcher. A une consultation d'admission, il n'est pas rare de voir une quarantaine de malades dont la moitié est composée de phtisiques. Le médecin qui, dans les meilleurs jours, ne dispose que de cinq ou six lits, ne peut, quelque désir qu'il en ait, les immobiliser au profit de chroniques. Les affections aiguës sont là, dont l'admission s'impose.

Alors, le pauvre phtisique commence la lamentable ascension de son calvaire. Il s'en va, errant d'hôpital en hôpital, partout évincé, traînant sa misère, crachant ses bacilles, semant la contagion aux quatre coins de la ville, rentrant le soir, dans son galetas trop étroit où est entassée toute une famille qu'il infeste.

Il y là un état de choses aussi désastreux pour la philanthropie que pour l'hygiène publique.

A force d'attendre, le voici tellement malade qu'il est impossible de le repousser sous peine de le voir mourir dans la rue. Sa persévérance est enfin récompensée. Il entre à l'hôpital.

Y trouvera-t-il réunies les conditions nécessaires au traitement de sa maladie? L'air pur, dont le renouvellement incessant lui est indispensable, lui sera-t-il donné en quantité suffisante? Les précautions antiseptiques, telles que désinfection réitérée des crachoirs et des linges souillés, seront-elles prises spécialement pour lui ? L'alimentation, ce facteur si important du traitement, lui sera-t-elle assurée dans les conditions de recherche et d'abondance indispensables pour réveiller son appétit et relever ses forces ? S'il se lève, pourra-t-il changer de milieu et respirer un autre air que celui exhalé par des malades atteints d'affections contagieuses ? Et que sera-ce s'il a pour voisin, à droite un fièvre typhoïde, à gauche un érysipèle ? Les uns et les autres ont tout à redouter d'un tel rapprochement.

Les éléments fondamentaux du traitement de la phtisie ne peuvent se trouver dans nos hôpitaux actuels, organisés pour un tout autre usage ; c'est à tel point qu'il serait presque à souhaiter que le phtisique en fût exclu, dans son intérêt aussi bien que dans l'intérêt général.

Sa guérison est un problème insoluble dans un hôpital où il est perdu au milieu des autres malades et dont on ne lui entr'ouvre la porte que par pitié, alors que le mal, arrivé à sa période ultime, n'offre plus aucune prise à la thérapeutique.

Aussi un vent de découragement souffle-t-il sur les chefs de service, qui, sauf quelques trop rares exceptions, ont érigé à la hauteur d'un principe le dédain du phtisique. Celui-ci, considéré comme une non-valeur au point de vue de l'instruction clinique des élèves, est toléré momentanément dans le lit qui lui a été accordé pour y mourir. C'est tout ce qu'il est en droit d'espérer ! Nous allons voir, dans un instant, ce que coûtent à la société ces lits de mort accordés par pure compassion.

Supposons (tout est possible) que, sous l'action bienfaisante du repos, le phtisique vienne à s'améliorer. On le renvoie à sa misère, car il faut faire de la place. Quelques semaines plus tard, il retombe, et, cette fois, pour ne plus se relever !

Tous les sacrifices que la société s'est imposés pour lui sont en pure perte, parce qu'ils n'ont été faits ni dans de bonnes conditions ni en temps opportun !

Or, ces sacrifices sont aussi lourds qu'ils sont inutiles et ils vont chaque année en augmentant. Il est même à peu près impossible de les évaluer autrement que par une approximation qui reste toujours au-dessous de la réalité.

On estime à 1.200 le nombre des phtisiques traités chaque jour dans les hôpitaux généraux de Paris. Ce chiffre est loin de représenter la charge imposée aux hôpitaux parisiens par la tuberculose.

Letulle a relevé pour l'année 1893 la statistique exacte des tuberculeux soignés dans son service. La proportion de ceux-ci aux autres malades a été de 317 tuberculeux sur 1.417 hospitalisés, soit environ le quart, et de 11.699 journées de tuberculeux pour 28.554 journées d'hôpital ; soit un peu moins de la moitié.

On peut donc, sans crainte d'exagération, affirmer que les phtisiques *dépensent, dans les hôpitaux qui ne sont pas faits pour eux, au moins le cinquième des journées*, chiffre fourni par la statistique hospitalière de 1890.

Or, le compte rendu moral de l'assistance publique pour cette même année donnant un total de 4.106.312 journées de présence dans les hôpitaux généraux, le prix de la journée d'adulte étant de 3 fr. 39 c. 43, le cinquième représente une dépense de 2.794.078 francs.

Cette somme a servi à hospitaliser 11.718 phtisiques des deux sexes.

La durée moyenne du séjour a été de soixante-dix jours au lieu de 26,73 qui est celle de l'hospitalisation pour l'ensemble des autres maladies, et le prix de revient par malade de 240 francs environ au lieu de 87 francs, soit trois fois plus fort pour la tuberculose que pour les autres affections.

En outre, les phtisiques hospitalisés ne représentent qu'une partie des charges imposées à l'assistance publique par la tuberculose. A côté d'eux, il y a ceux qui sont inscrits et soignés aux bureaux de bienfaisance de Paris. L'enquête administrative faite en vue de connaître à peu près leur nombre en a découvert plus de 5.000.

Le prix de revient de ces derniers est assez difficile à établir. Les bureaux de bienfaisance disposent annuellement d'une somme de 250.000 francs prise sur les fonds de l'administration pour secours aux phtisiques. En plus de ce subside, absolument insuffisant, les autres secours et les frais de traitement peuvent être évalués, toujours pour rester au-dessous de la réalité, à 0 fr. 50 par tête et par jour, soit 912.500 francs.

Au total :

DÉPENSES ANNUELLES MINIMA DE L'ASSISTANCE PUBLIQUE DE PARIS POUR LES PHTISIQUES PAUVRES

Hôpitaux généraux		2.794.078
Bureaux	(Secours spécial	250.000
de bienfaisance. (Secours et traitement.		912.000
		3.956.578

C'est donc à *quatre millions de francs* environ, dépensés chaque année que se montent les sacrifices faits par la ville de Paris en faveur de ses phtisiques indigents. Et ce n'est là qu'une partie de la dépense, car personne ne saurait apprécier l'importance des misères causées par la tuberculose et par suite celle des secours demandés sous les formes les plus diverses par ceux qui en sont les victimes.

Quand on étudie l'histoire des malheureux qui implorent assistance, on est frappé du nombre considérable de ceux qui sont tombés dans l'indigence par le fait de la phtisie.

La tuberculose, dans un ménage d'ouvriers, frappant le chef de la famille, crée à la société des charges multiples et prolongées. C'est d'abord les frais d'une maladie longue, puis le chômage définitif, par conséquent la suppression à tout jamais des ressources de la famille, enfin l'entassement dans un logement étroit et insalubre avec tous les dangers qui en résultent.

Souvent la mère qui se surmène pour faire face aux dépenses succombe à la tâche, atteinte, elle aussi, par le mal contracté au chevet du mourant.

Restent les enfants. Ceux que la phtisie a faits orphelins sont légion. Leur sort est pitoyable entre tous. Ils ont à lutter contre la loi cruelle de l'hérédité. Affaiblis, étiolés, impuissants à livrer le rude combat de la vie, ils sont, pour la plupart, condamnés à être longtemps des charges sociales.

Bref, la tuberculose est la plaie béante par laquelle s'écoule la plus grosse partie des ressources de la bienfaisance : on l'a déjà dit, mais on ne saurait trop le répéter, dans l'espoir qu'un jour, grâce à des réformes radicales, on n'aura plus à le redire !

C'est que, en effet, les résultats obtenus ne correspondent nullement aux efforts faits !

Il suffit pour s'en convaincre de voir à quel taux considérable monte la mortalité tuberculeuse dans les hôpitaux généraux.

D'après les chiffres qui m'ont été fournis par le professeur Schrötter, dans les hôpitaux de Vienne, sur 100 phtisiques hospitalisés il en meurt 53 environ.

La proportion exacte est :

MORTALITÉ TUBERCULEUSE DANS LES HOPITAUX DE VIENNE

Hommes 55. 8 p. 100   Moyennes 53. 2 p. 100
Femmes 50. 9 p. 100

Dans les hôpitaux de Paris le mouvement des phtisiques augmente tous les ans, ainsi qu'il résulte du relevé officiel suivant :

PHTISIQUES ADMIS DANS LES HOPITAUX DE L'ASSISTANCE
PUBLIQUE DE PARIS

1889	10.534	
1890	11.718	Augmentation
1891	12.046	moyenne par an
1892	13.147	865.
1893	13.995	

En 1894, l'hôpital de la Charité a reçu 578 phtisiques sur lesquels 277 sont morts. La mortalité tuberculeuse a donc été d'environ 48 p. 100.

Ce dernier chiffre devient encore plus effrayant quand on le compare au nombre de jours qui se sont écoulés entre l'entrée et le décès des phtisiques hospitalisés.

Dans les salles du docteur Letulle sur 73 phtisiques qui ont succombé 54, soit environ 74 p. 100, sont morts dans les deux mois qui ont suivi leur admission. Parmi eux 7 sont morts dans la semaine de leur entrée!

Le plus fort du contingent des phtisiques hospitalisés se composait d'incurables auxquels, par commisération, on a accordé un lit pour mourir, dans des établissements créés pour soigner et guérir des malades et non pour héberger des agonisants.

Les insuccès déplorables qui viennent d'être signalés sont, en grande partie, imputables à la confusion qu'on s'obstine à faire entre les phtisiques mourants et ceux qui sont encore curables. La question de l'hospitalisation des tuberculeux indigents tourne dans un cercle vicieux. Tant qu'elle n'en sera pas sortie, le médecin aura le droit et le devoir de protester contre la plus criante des injustices sociales : il y a deux phtisies, celle des riches qui guérit quelquefois, celle des pauvres qui ne guérit jamais!!

Projet de réformes.

L'état de choses actuel étant mauvais et reconnu comme tel par tous les médecins, il importe de le modifier. Toute demi-mesure, salles particulières, services spéciaux dans un hôpital général, serait insuffisante. Tourner une difficulté n'est pas la résoudre. Dans la voie des réformes utiles, il est bon de ne pas s'arrêter à des moyens termes qui ne donnent satisfaction à personne.

Ainsi que je l'ai affirmé avec beaucoup de mes collègues au Congrès de 1893 pour l'étude de la tuberculose, le seul remède au mal est dans la création d'*établissements spéciaux pour les phtisiques*.

L'objection d'ordre sentimental soulevée contre le titre « Hôpital de phtisiques » est réfutée victorieusement par les faits. Le malade est avant tout guidé par le désir et l'espoir de guérir. De même que les tuberculeux riches n'hésitent pas à se soumettre à la discipline sévère des sanatoria allemands, les pauvres n'auront pas peur de l'hôpital *spécial* où ils sauront trouver des soins *spéciaux*. Nous en avons vu la preuve faite depuis de longues années dans les hôpitaux de consomption de l'Angleterre.

Quel que soit ce qu'on lui offre, le phtisique pauvre l'acceptera avec empressement et reconnaissance. Il consentira à tout pourvu qu'on l'arrache à sa situation lamentable qui serre le cœur et révolte la raison.

Ici le sentiment ressemble à l'égoïsme ou, tout au moins, à l'apathie qui n'aime pas être troublée dans ses habitudes. Fût-il sincère qu'il ne saurait résoudre une question sociale aussi grave que celle de l'hospitalisation des tuberculeux !

Un sentiment beaucoup plus vrai est celui d'étonnement qu'on éprouve quand on compare le sort du phtisique à celui de l'aliéné ou de l'alcoolique pour lesquels l'état et les départements se sont imposés de si lourdes charges. Cet étonnement devient de la stupeur pour qui met en parallèle les tortures physiques et morales de l'ouvrier phtisique en quête d'un lit d'hôpital avec la vie tranquille du criminel installé dans une des confortables et hygiéniques prisons modernes !

Au surplus, la terreur qui s'attache au mot « phtisie » est le résultat du malentendu déjà signalé. A l'heure actuelle, on n'hospitalise que des incurables. Ils meurent tous, mais il n'en sera plus de même quand, procédant d'une façon diamétralement opposée, on hospitalisera de préférence les phtisiques qui peuvent encore guérir.

C'est la seule solution rationnelle et économique.

Il importe donc de diviser les tuberculeux qui sont à la charge de la société en deux catégories bien distinctes :

1° Les incurables ;

2° Les curables.

LES PHTISIQUES INCURABLES

Pour les incurables qui encombrent, sans profit, les services hospitaliers, pendant un temps souvent très long, deux systèmes d'assistance ont été préconisés : les secours à domicile et l'hospice économique.

LES SECOURS A DOMICILE. — Quand le chef de la famille est à l'hôpital [1], assurément il ne nourrit plus sa famille, mais il ne les paralyse pas. La femme qu'il laisse au logis reste libre et peut travailler. S'il consent à rester chez lui, au contraire, la vie s'arrête brusquement ; la femme se consacre à lui donner ses soins, et, par conséquent, n'apporte plus rien au ménage.

De plus, il est rare qu'un malade ne prenne pas quelque nourriture, et tout le monde sait, par

[1] Fleury-Ravarin. *Conseil supérieur de l'Assistance publique.* Fascicule n° 10.

expérience, que ces aliments d'exception, pour ne pas être abondants. sont pourtant plus chers que ceux de la vie usuelle.

Comment faire face à ces dépenses quand toute ressource vient à manquer ? La misère ne tarde pas à envahir le ménage ; les cœurs se découragent, les esprits s'aigrissent, et ces liens de famille, qui devaient se resserrer, se relâchent au contraire. L'esprit se dirige alors fatalement vers l'hôpital. Dans l'impuissance où elle est de nourrir ses enfants et de soigner son mari, la femme l'y pousse, le malade lui-même y aspire pour pouvoir, au moins, souffrir en paix. ne plus voir la détresse et ne plus entendre les plaintes de ceux qui lui sont chers. Bon gré mal gré, il faut se résigner à la séparation.

Si l'on veut que le traitement à domicile soit accepté définitivement par la population indigente, il faut, de toute nécessité. que le malade reçoive, avec les soins du médecin et les médicaments, un secours de maladie.

Une tentative a été faite dans ce sens par l'Assistance publique de Paris en 1878. Elle a été continuée depuis. Nous avons vu plus haut que l'Administration a inscrit à son budget une somme annuelle de 250.000 francs pour secours aux phtisiques.

Mais, ainsi que le fait observer le professeur Grancher, quand on réfléchit que la subvention doit être accordée seulement aux malades qui sont devenus incapables de tout travail, on a peine à croire qu'elle suffise, à elle seule, pour payer les frais de loyer, de vêtements, de nourriture et autres à moins d'être équivalente au secours qu'ils reçoivent à l'hôpital. Dans ce dernier cas, on aurait réussi à éloigner des hôpitaux l'invasion des phtisiques incurables, ce qui serait déjà un résultat appréciable, mais l'économie réalisée serait nulle.

Le secours à domicile, quand il s'agit des tuberculeux, a le grave inconvénient de ne pas supprimer les chances de contagion qui croissent proportionnellement à la misère du malade et de son entourage.

Les hospices économiques. — Actuellement tous les poitrinaires incurables sont traités au prix d'*hôpital* à raison de 3 fr. 39, 43 par journée. Il en résulte une grosse dépense absolument inutile, puisqu'ils ne trouvent à l'hôpital que des soins matériels qu'on peut leur procurer à bien meilleur compte dans un *hospice* où le prix de journée n'est que de 1 fr. 77, 78. On pourrait donc pour la même somme recueillir deux phtisiques au lieu d'un.

Il ne s'agit plus, ici, de soigner un malade,

mais de loger un incurable. Cette mesure déjà appliquée à des indigents, pour d'autres affections, semble donner d'excellents résultats. Il suffit de constater l'affluence des demandes dans les nombreux établissements publics et privés de Paris et des départements pour être assuré que des hospices spécialement affectés à cette catégorie de phtisiques auraient le même succès que ceux déjà existants pour les cancéreux, les paralytiques et autres malades voués à une mort prochaine.

Aussi bien, l'expérience n'est plus à faire. L'asile de Villepinte, en Seine-et-Oise, reçoit des jeunes filles poitrinaires, la plupart incurables, dont on adoucit les derniers jours. Il est toujours au complet, on ne peut y entrer que difficilement malgré la petite pension que les malades ont à y acquitter.

Letulle cite une femme dévouée, une provinciale, habitant une grande ville du sud-ouest, qui vient de temps à autre à Paris, quand elle a une place vacante dans sa maison de retraite, chercher quelque phtisique très malade, moribond et lui offrir les joies d'une mort tranquille. Cette personne généreuse ne prend que les hommes condamnés à brève échéance. Elle n'a pas besoin de les chercher. Elle en trouve dix pour une place, malgré ses conditions que nul n'ignore.

On a prétendu qu'un semblable établissement

serait un foyer de contagion, d'autant plus à redouter pour le voisinage que le nombre des pensionnaires serait plus grand. Cette idée a si bien fait son chemin dans l'opinion publique que partout où on songera à installer un de ces hospices on se heurtera à des résistances de la part de la population riveraine.

Certes la difficulté n'est pas insurmontable : tous ceux qui en France et à l'étranger ont eu à s'occuper de la création d'établissements pour les malades ont eu à compter, dès le début, avec le mauvais vouloir de la population, surtout à la campagne. Aucune loi ne sanctionnant de telles réclamations, il n'y a qu'à passer outre sans tenir compte d'oppositions dictées plus souvent par l'intérêt personnel que par le souci de l'hygiène publique.

La contagion de la phtisie est celle contre laquelle il est le plus facile de se prémunir. Un hospice bien agencé, outillé de son matériel de désinfection, serait à coup sûr moins redoutable pour la santé des voisins que la liberté laissée aux phtisiques qui propagent la contagion sans qu'on fasse aucun effort pour l'enrayer.

Dans les sanatoria allemands, aussi bien que dans les hôpitaux anglais, on en est encore à constater un cas de contamination dans le personnel.

Il en est de même à l'hôpital d'Ormesson où les enfants tuberculeux, grâce aux mesures d'hygiène, ont été protégés de toutes les affections infantiles qui ont à diverses reprises frappé la population du pays. Loin d'être un danger, un asile de phtisiques, bien tenu, est une garantie pour la salubrité publique.

LES PHTISIQUES CURABLES

Le traitement des tuberculeux dans des établissements spéciaux était déjà réclamé énergiquement par Fonssagrives, il y a plus de trente ans :

« Ne songera-t-on jamais, disait-il, à créer pour le traitement des maladies chroniques des instituts loin des villes, et à réunir là tout ce que l'hygiène et la thérapeutique ont actuellement de ressources? Quelle joie pour un thérapeute convaincu, dans le maniement de ces grands moyens de l'hygiène dont on soupçonne à peine la portée, et en quelle pitié ne prendrait-il pas ces traitements boiteux que l'on institue dans les familles ou dans les hôpitaux, traitement dans lesquels une mauvaise hygiène neutralise souvent la besogne des médicaments qui, réduits à eux-mêmes, ne peuvent conduire à rien ! »

Nous savons dans quelles conditions ce rêve de l'éminent hygiéniste a été réalisé pour les phtisiques riches et pauvres dans les principaux pays d'Europe, il nous reste à examiner où en est la question en France.

SANATORIUM POUR LES MALADES PAYANTS. — En 1890, le docteur Sabourin fonda dans une petite localité des Pyrénées orientales, qui s'appelle le Vernet, un sanatorium connu aujourd'hui sous le nom d'établissement du Canigou[1] ou du Vernet.

Situé à une altitude moyenne de 650 mètres, il se compose d'une grande véranda, de kiosques vitrés et d'une galerie, avec salle à manger, salons et hydrothérapie. Un jardin sillonné de sentiers en pente entoure le tout.

Le traitement est celui appliqué dans les sanatoria allemands, sauf le détail suivant auquel Sabourin semble attacher une grande importance : « Il est bien à noter que jamais, dans les vérandas, le malade ne reçoit directement les rayons du soleil dont la chaleur et la lumière tombant franchement sur les tuberculeux au repos peuvent avoir de très sérieux inconvénients. Le tuberculeux à la cure doit voir la lumière du soleil, mais ne doit pas être vu par lui. La meilleure recette pour donner de la fièvre vespérale à un tuberculeux qui n'en a pas ou

---

[1] Le Canigou est le nom du sommet principal d'un imposant massif des Pyrénées orientales.

qui n'en a plus, est de l'exposer en repos au soleil. La cure se fait donc à l'ombre. »

Malheureusement le sanatorium ne loge pas les malades. Ceux-ci habitent un hôtel du village. Ils se rendent tous les matins à l'établissement où ils passent la journée. Malgré le soin qu'on peut apporter dans le transport du matin et du soir, ce double voyage quotidien n'est pas exempt de danger.

Mais cet inconvénient quoique sérieux n'est rien à côté du relâchement de la discipline qui en est la conséquence fatale. En sorte que la règle fondamentale d'un établissement *fermé* se trouve méconnue, puisque, pendant la moitié du temps, le malade échappe à la surveillance médicale. Ce défaut capital suffit, à lui seul, à expliquer pourquoi le sanatorium du Canigou n'a pas répondu pleinement aux espérances de ses fondateurs.

Depuis quelques années on a établi à Saint-Martin-Lantosque, près de Nice, à une altitude de 1.000 mètres, un hôtel où un certain nombre de malades du littoral méditerranéen vont passer leur saison d'été. L'essai timidement fait n'a pas encore donné des résultats appréciables. On ne saurait chercher la cause de cet insuccès dans l'aversion du phtisique français pour les sanatoria, puisque ce même phtisique, on le trouve à Leysin, à Davos et jusque dans les établissements fermés d'Allemagne où il va chercher, au prix d'un exil, les éléments de guérison qu'il ne trouve pas encore dans son pays.

SANATORIUM POPULAIRE POUR LES PHTISIQUES PAUVRES. — Le conseil municipal de Paris, d'accord avec l'Assistance publique, va fonder à Angicourt (Oise) un établissement sur le modèle de ceux d'Allemagne. Celui de Falkenstein a, dit-on, servi de type. On ne pouvait faire un meilleur choix. Une centaine de phtisiques seront soumis à la cure d'air et au traitement hygiénique dans toute sa rigueur.

Si, comme il y a tout lieu de l'espérer, l'expérience est concluante, on augmentera progressivement le nombre des lits pour le porter à **200**. Ce dernier chiffre est déjà gros, il sera prudent de ne pas le dépasser.

Voici un premier pas fait dans la voie des réformes. Souhaitons qu'il réponde à l'attente unanime de tous les médecins. Il n'en saurait être autrement si l'administration, bien pénétrée des besoins, sait y faire face sans dépasser la mesure. Or, le sanatorium d'Angicourt absorbe déjà, paraît-il, près de 800.000 francs. C'est une forte somme qu'il ne m'appartient pas de discuter. Il est bon cependant de rappeler qu'un établissement de ce genre doit être agréable, pratique et confortable, mais sans luxe ni superflu, qui pourraient faire sentir cruellement, au malade, sa misère quand il rentrera chez lui.

Les Allemands pensent, et ils n'ont pas tort, que les sanatoria populaires doivent être installés à proximité des villes pour en faciliter la surveillance et permettre aux parents de visiter, sans trop de frais, leurs malades.

Penzoldt estime même qu'on pourrait, sans inconvénient, en adosser quelques-uns à des cliniques d'enseignement ou à des hôpitaux, pour servir à l'instruction des élèves et préparer des spécialistes.

L'hygiène et l'économie désigneront toujours l'emplacement à choisir.

Une première précaution [1] à prendre est de ne pas accumuler les tuberculeux pulmonaires en trop grand nombre, ni les mettre ensemble quel que soit le degré de leur mal. Il faut faire des salles petites pouvant contenir deux, trois, quatre malades au plus. Il ne faut pas mélanger les tuberculeux au premier degré, dont la phtisie n'est pas *ouverte* avec ceux qui ont des cavernes ; les tuberculeux sans fièvre avec les phtisiques fébricitants ; les formes aiguës avec les formes chroniques. Il faut

(1) Vœu du Congrès pour l'étude de la Tuberculose. Paris. 1893.

faire de nombreuses divisions, afin de pouvoir soigner de la même façon un même groupe ayant, à peu près, les mêmes lésions arrivées au même degré. Le mieux serait évidemment, si cela était possible, que chaque malade eût sa chambre.

Pour tous les autres détails, ils devront être conformes au programme précédemment tracé pour les sanatoria déjà installés à l'étranger.

Le professeur Leyden, de Berlin, estime qu'on pourrait dégrever le budget d'un hôpital de phtisiques en faisant travailler, sans surmenage et selon leurs forces, les malades auxquels une trop longue inaction peut devenir funeste. Sur ce point nos règlements administratifs sont d'accord avec la théorie du traitement hygiénique de la phtisie qui exige le repos le plus absolu. Ils proscrivent le travail manuel aux hospitalisés. Ils ont raison, car les inconvénients qu'il présente ne seraient certainement pas compensés par les produits plus que douteux du travail des phtisiques en traitement. La plus longue durée du traitement et ses échecs plus nombreux non balancés par des bénéfices incertains ne manqueraient pas de se traduire par un déficit.

La condition, *sine quâ non*, du succès d'un hôpital populaire pour les phtisiques est, nous ne saurions trop le répéter, de n'y envoyer que des malades curables ou améliorables et d'opérer une sélection rigoureuse, les phtisiques incurables étant une source intarissable de contagion nouvelle et de déboires thérapeutiques.

PROJET DE SOLUTION ÉCONOMIQUE. — Les établissements payants d'Allemagne donnent à leurs actionnaires des bénéfices considérables. En établissant, en France, dans une région bien choisie, Pyrénées, Savoie, Bretagne ou littoral de la Méditerranée, un sanatorium pour les phtisiques aisés, il serait possible de faire une bonne action doublée d'une bonne affaire.

Ce sanatorium aurait pour dépendance un établissement populaire gratuit dont les frais seraient, en partie ou en totalité, couverts par les bénéfices de la maison de santé payante. Cet hôpital serait situé à proximité du sanatorium, ou, s'il y avait inconvénient à ce rapprochement, dans un tout autre point du territoire. Mais les deux institutions auraient des destinées financières communes.

D'après les calculs basés sur les établissements déjà existants, Falkenstein ou Davos, on peut établir le budget suivant, le sanatorium payant étant établi pour 100 malades et l'hôpital populaire renfermant 50 lits :

A. *Frais de premier établissement.*

1. Sanatorium . . . . 1.000.000 francs
2. Hôpital. . . . . 250.000 —
　　　　　　　Total . . 1.250.000 francs.

B. *Frais d'entretien annuel.*

1. Sanatorium.
　Prix de journée 8 francs. 292.000)
　Imprévu . . . . 8.000) 300.000 fr.
2. Hôpital
　Prix de journée 3 francs. 86.250)
　Imprévu . . . . 13.750) 100.000 fr.
3. Intérêt du capital 3 p. 100 . . . . . 37.500
4. Amortissement 5 p. 100 . . . . . . 62.500
　　　　　Total des dépenses. . . . . . 500.000 fr.

C. *Recettes.*

Sanatorium.
Prix de journée 15 francs.. . . . . . 547.000 fr.
Suppléments 2 francs.. . . . . . . 73.000 fr.
　　　　Total des recettes . . . . . . 620.000 fr.
　　　　　　Bénéfices. . . . . . . 120.000 fr.

Après le paiement des intérêts à 3 p. 100 et l'amortissement du capital en vingt ans assurés, il reste encore aux actionnaires un dividende de près de 10 p. 100.

Le succès du sanatorium payant ne saurait être douteux, si cet établissement répond aux exigences de l'hygiène et du confort. Il suffit pour s'en convaincre de constater que Falkenstein est toujours au complet.

On pourrait même ne pas se lancer d'un seul coup dans l'agencement des deux maisons : commencer par le sanatorium et ne faire fonctionner l'hôpital qu'avec les bénéfices réalisés l'année précédente à l'établissement payant. Le quantum prélevé sur les fonds indiquerait à chaque inventaire, le nombre des malades pauvres qui pourront être hospitalisés dans l'année.

Il est bon de remarquer que, dans le projet de budget ci-dessus, l'hôpital ne figure pas au chapitre des recettes. Or il est impossible qu'un tel établissement ne provoque pas tôt ou tard un élan de la charité privée. Les questions de sentiments s'en mêleront. Elles ne sont pas à dédaigner. Il semblera au malade riche qu'il guérira mieux si l'argent qu'il dépense pour se soigner sert à secourir des pauvres atteints du même mal que lui. Une famille en deuil, un malade reconnaissant doteront l'hôpital au nom d'un souvenir.

Il y a de grandes chances de succès dans cet accouplement des deux établissements. Peut-être pourrait-on tenter l'expérience d'abord avec un sanatorium pour les malades de la classe moyenne qui serait moins onéreux que l'hôpital puisqu'on y paierait une petite pension.

Puisse ce rêve d'un médecin tenter un capitaliste !

Une société financière est en voie de formation, à l'effet de réaliser sur divers points de la Corse l'organisation de sanatoria pour les phtisiques. La population de ces établissements doit comprendre des malades payants et des non-payants. On parle de 300 pensionnaires de chacune de ces catégories, qui seraient absolument distinctes quoique soumises au même régime hygiénique et thérapeutique. De plus, la cure d'air et la discipline médicale seraient renforcées par le traitement climatérique. A cet effet on a projeté la construction de trois établissements situés à des hauteurs différentes et pouvant recevoir les tuberculeux à tous les degrés de la maladie et leur offrir, en toute saison. l'habitat qui peut leur convenir. Il y aurait : 1° une station de grande altitude (1.700 mètres) au Monte-d'Oro ouverte à 100 malades pendant l'hiver et à 50 pendant le reste de l'année ; 2° une de moyenne altitude (950 mètres) à Vivario pour 100 malades, hiver comme été ; 3° enfin une station maritime dans la banlieue d'Ajaccio.

Le nombre des malades de la deuxième catégorie n'aura d'autre limite que la limite de contenance des établissements qui lui seront affectés ; il reste fixé néanmoins, pour la période initiale, à 300, le but immédiat de la *Société des sanatoria français* ne pouvant être que de faire une expérience concluante, sur un petit nombre de sujets, répartis, suivant leur état, dans les trois stations. Si, plus tard, en présence des résultats acquis, les pouvoirs publics et l'assistance publique jugent à propos de généraliser la méthode inaugurée dans les sanatoria corses, ceux-ci seront en état de recevoir toute l'extension nécessaire ; on pourrait aussi, dans ce cas, multiplier, sur les points les plus favorables de l'île, les stations sanitaires, de manière à suffire à toutes les demandes des administrations hospitalières de Paris et des départements.

Très séduisant en théorie, ce programme a le défaut d'être un peu trop grandiose et partant d'une application difficile.

Sur des bases plus modestes le D' Trudeau a établi à Saranac Lake (New-York) le sanatorium d'Adirondack pour les phtisiques payants avec un quartier pour les malades soignés gratuitement. Cet établissement ouvert en 1884 pour 16 pensionnaires comporte actuellement 84 places. Il se compose d'une série de petits cottages. L'entretien des lits destinés aux tuberculeux pauvres est assuré par des dons volontaires.

LA CONSULTATION. — Quelle que soit la solution adoptée, il importe d'arriver rapidement à un classement des tuberculeux indigents, afin d'assurer une assistance efficace à ceux dont le mal débute. Le devoir et l'intérêt de la Société commandent de soigner, aussitôt connu, l'homme qu'un traitement, fait à temps, peut guérir, et qui, faute de soins opportuns, est menacé de devenir une non-valeur, pis encore, une charge sociale !

Pour atteindre ce but, il faut commencer par remanier complètement le service de la consultation, aussi bien à l'hôpital qu'au bureau de bienfaisance. Fleury-Ravarin[1] fait de cette organisation la judicieuse critique suivante, à laquelle on ne saurait rien ajouter ni retrancher :

« Au bureau, le médecin est dans l'impossibilité la plus absolue de remplir la tâche qu'on lui impose. Dans certaines séances, il voit défiler devant lui cinquante, cent malades et plus. Peut-il faire quelque chose de sérieux, nous le demandons, si on réfléchit qu'en mettant seulement cinq minutes pour l'interrogatoire, l'examen physique, et la rédaction de l'ordonnance (ce qui est évidemment une absurdité) il ne pourrait voir que douze malades par heure ? Aussi la consultation a-t-elle dévié com-

(1) Fleury-Ravarin. *Loc. cit.*

plètement de son objet : elle n'est, en fait, qu'une distribution de médicaments.

« A l'hôpital, la consultation ne fonctionne pas mieux. Ce sont, on le sait, les chefs des services eux-mêmes qui en sont chargés. Or, de deux choses l'une : ou ils la font sérieusement, et c'est alors au détriment de leur service, car, en supposant qu'ils ne disposent que de dix minutes pour chaque malade du dehors, il faudra plus de huit heures pour une moyenne de 50 malades ; ou ils ne la font pas sérieusement, et alors elle n'a pas sa raison d'être. C'est cette hypothèse qui se présente d'ordinaire.

« Les pays étrangers nous offrent partout des exemples intéressants des immenses services que peut rendre à la population indigente un service de consultations bien organisé. »

Dans la plupart des capitales de l'Europe la consultation est confiée à des médecins spéciaux pour chaque catégorie de malades. Cette spécialisation donne des résultats surprenants et le service de la consultation avec distribution de médicaments a pris dans certaines villes une importance que nous ne soupçonnons pas chez nous.

A Londres, on a annexé aux grands hôpitaux des dispensaires dont la dépense est minime et qui ont acquis en peu de temps un développement considérable. Ceux des hôpitaux de Brompton et de Victoria-Park donnent ensemble près de 40.000 consultations par an uniquement pour des affections des voies respiratoires.

La clientèle indigente ne s'y trompe pas, elle s'adresse au dispensaire *spécial*, comme chez nous, le malade payant au cabinet du *spécialiste*, et le pauvre va à la consultation de l'hôpital où on soigne plus particulièrement le mal dont il est atteint.

Le succès rapide des nombreuses cliniques dues à l'initiative privée montrent tout le parti qu'on peut tirer de la création de *Dispensaires affectés spécialement au traitement des maladies de poitrine*.

On pourrait commencer par un ou deux de ces établissements, en multiplier le nombre au fur et à mesure de l'augmentation des ressources et parallèlement à leur vogue croissante. De cette façon, Paris serait vite doté d'un service de consultation qui, d'une part, déchargerait les hôpitaux et, d'autre part, permettrait de constater les diverses formes et phases de la tuberculose et d'opérer entre elles la sélection sans laquelle l'assistance est menacée de demeurer sans effet utile.

Ce même principe, il n'est pas besoin de le faire remarquer, s'applique également aux grandes villes, ainsi qu'aux plus petites qui peuvent se grouper pour créer à peu de frais une assistance cantonale ou départementale ayant son ou ses dispensaires, et entretenant un certain nombre de lits de phtisiques dans un sanatorium pour les malades guérissables et, en outre, si les ressources le permettent, faisant héberger ses incurables dans un hospice.

La question d'argent, malgré son importance, est secondaire. Elle se résume à une première mise de fonds pour créer les rouages qui manquent. Il y a tout lieu de penser qu'on en trouverait une grosse partie auprès de la bienfaisance privée, le jour où le public sera bien convaincu de la nécessité nationale et sociale d'une réforme complète.

Quant à l'entretien, loin d'être une charge, il serait une économie. Nous en avons eu la preuve en étudiant la situation financière faite par la phtisie aux Caisses d'assurances de l'Allemagne.

La famille du phtisique. — La seule difficulté au fonctionnement normal de cette organisation, pourra venir du malade. Il sera heureux de profiter des avantages que lui offriront les dispensaires, mais, tant qu'il pourra encore travailler, il hésitera à partir pour le sanatorium, laissant les siens dans la misère. Cet écueil est sérieux. On ne peut guère l'éviter qu'en accordant à la famille un secours en l'absence du chef. Cette pratique érigée en principe deviendrait très onéreuse, mais il faudra sûrement l'appliquer dans un grand nombre de cas.

La guérison de la tuberculose, dans la classe pauvre, exige la mise en œuvre de tous les moyens, capables d'enrayer le mal.

Le traitement médical n'est qu'un de ces moyens.

S'il est insuffisant, il ne faut pas hésiter à le renforcer par d'autres mesures qui assureront son efficacité. L'atténuation de la misère non seulement pour le malade, mais pour ceux qu'il est chargé de faire vivre est une des conditions fondamentales du succès.

A mal social, remède social.

VI

LES ENFANTS TUBERCULEUX

Les hôpitaux marins.

Très complexe et d'une efficacité incertaine pour l'adulte, l'assistance du tuberculeux devient simple et productive quand elle s'adresse à l'enfant. Ce dernier n'a pas à compter avec les exigences sociales qui, entravant le traitement du phtisique, ont longtemps paralysé les efforts tentés, en sa faveur, dans les divers pays d'Europe.

En outre, avec l'enfant les résultats sont généralement plus rapides et plus faciles parce qu'il est toujours possible de le soigner à temps, et parce que, souvent, la maladie affecte des formes plus aisément curables que la phtisie pulmonaire de l'adulte.

Aussi les établissements créés en faveur des enfants atteints de tuberculose sont-ils, nombreux et prospères. Ils sont affectés, pour la plupart, au traitement par le climat marin des manifestations osseuses, articulaires et ganglionnaires d'origine tuberculeuse.

Leur description détaillée ne saurait trouver place dans cette étude consacrée spécialement au phtisique; toutefois il est impossible de ne pas mentionner les principaux de ces asiles dans lesquels on soigne la phtisie de l'avenir.

La Belgique possède deux hôpitaux marins importants : l'un à Middelkerke avec 300 places, l'autre à Venduyne qui peut hospitaliser 200 enfants.

En Hollande, existent les établissements de Zandvoort, de la Haye et de Wyk-sur-Mer.

L'Italie a installé depuis de longues années des asiles pour recevoir les enfants scrofuleux. Treize sanatoria de ce genre sont situés sur le littoral de la Méditerranée et sept sur l'Adriatique ; il passe en moyenne, par an, dans chacun de ces différents hôpitaux de 50 à 300 malades.

En Danemark, l'hôpital de Refsnaes, situé à 4 kilomètres de Kallundborg, sur la côte ouest de l'île de Seeland, peut recevoir 130 enfants malades.

Il a été fondé en 1875. Le prix de journée y est de 2 fr. 75. La majeure partie des malades est exemptée de cette somme en partie ou en totalité. L'Hôpital est subventionné par l'État, par diverses communes et par des particuliers : en outre, il jouit d'une rente importante provenant d'un legs qui lui a été fait.

Les enfants de toutes les classes de la société y sont admis de 4 à 15 ans, toutefois les rachitiques peuvent entrer dès l'âge de 2 ans.

Les scrofuleux et les tuberculeux y sont en majorité.

De plus, on trouve, à plusieurs endroits, le long des côtes danoises, des petites garderies fondées par l'initiative privée. On y soigne, en été seulement, les enfants souffrant d'affections justiciables du climat marin, notamment les tuberculoses articulaires et osseuses.

L'Autriche possède un asile marin à Rovigno, près Trieste, l'Allemagne et tout récemment la Russie ont suivi l'exemple des autres pays d'Europe, qui tous ont été devancés par l'Angleterre, où en 1796 fut inauguré l'infirmerie de Margate qui est le plus ancien hôpital pour les enfants justiciables du séjour au bord de la mer.

En France, plusieurs hôpitaux importants ont été élevés sur les côtes ; ils datent pour la plupart de quelques années seulement.

En 1847, une femme de bien Mme Armengaud fonda à Cette un hôpital marin de 24 lits, qui fut le premier dans notre pays.

En 1861, à Berck-sur-Mer, l'administration de l'Assistance publique de Paris inaugura un petit hôpital de 100 lits, à côté duquel, huit ans plus tard, elle construisit un grand établissement de 600 lits. Deux maisons plus petites connues sous le nom de maisons Cornu, l'une pour les filles, l'autre pour les garçons, contiennent ensemble 300 places. Enfin sur cette même plage en 1872 fut édifié l'hôpital Rothschild, qui peut recevoir 50 enfants.

A Cannes, depuis 1882, existe l'hôpital Dollfus. Il contient 45 lits.

A Pen Bron, en 1887, puis à Arcachon, Banyuls-sur-Mer, Cap-Breton, Hyères-Giens, Saint-Pol-sur-Mer, Ver-sur-Mer, de nouveaux établissements sont venus augmenter les ressources de la bienfaisance privée en faveur des scrofuleux.

Enfin, le 15 novembre 1887, l'*OEuvre des Hôpitaux Marins* fut fondée en vue « d'assurer ou de seconder la création ou le fonctionnement sur les côtes de France d'établissements destinés au traitement des enfants scrofuleux ou tuberculeux des deux sexes ». Elle a déjà rendu de grands services, elle est appelée à en rendre de plus grands encore.

Les Sanatoria de montagne.

Malheureusement, l'atmosphère marine et les bains de mer ne conviennent pas à toutes les formes de la tuberculose, non plus qu'à toutes les constitutions débilitées ; on ne pouvait manquer de songer à créer des sanatoria de montagne.

A l'instigation du docteur Pamard, d'Avignon, les département du Gard et de Vaucluse se sont associés pour fonder un établissement où on pourra conduire pendant l'été les enfants malades : il est en voie de construction.

Le sanatorium de Peyraube est uniquement destiné aux enfants au-dessous de quatre ans, en proie à ces affections intestinales qui reconnaissent deux causes, la chaleur et la dentition ; les enfants débilités y seront admis aussi. L'établissement sera ouvert seulement du 15 juin au 15 septembre. Il aura, dès le début, 100 lits, 80 pour les enfants seuls et 20 pour les enfants accompagnés de leurs mères. Le sanatorium de Peyraube sera surtout un auxiliaire de la loi Roussel, car pour le docteur Pamard, c'est une règle invariable, que tout enfant en bas âge, atteint de catarrhe gastro-intestinal pendant l'été, doit être envoyé sur des sommets élevés, où la température est froide.

Dans le département du Rhône, grâce à la persévérance du docteur A. Bournet, d'Amplepuis, l'idée d'établir un sanatorium pour les enfants débiles semble faire son chemin.

L'essentiel était de découvrir une position très avantageuse et un vaste corps de bâtiment facile à aménager. Ce local devait être isolé, dans un lieu élevé, pittoresque et sain, d'un accès facile, abondamment pourvu d'eau, à proximité de forêts de sapins et d'épicéas. Ces desiderata sont merveilleusement réalisés au centre du canton d'Amplepuis, au château de Magny, ancienne demeure du maréchal de Vauban. Ce château, inhabité, forme au sommet de la colline, dont il est le couronnement, un quadrilatère de 50 mètres de côté, avec une vaste cour intérieure. La façade, très ensoleillée, est précédée d'une terrasse de 90 mètres de longueur sur 11 mètres de largeur, plantée de tilleuls centenaires. Une seule aile du château, la façade, tournée en plein midi, suffit à hospitaliser près de 100 enfants. Actuellement, deux vastes pièces y ont été aménagées, pouvant contenir 8 lits. Trois seulement sont occupés. C'est déjà un résultat, mais il est encore bien minime pour justifier les espérances du docteur Bournet, qui songe déjà à créer « l'*OEuvre nationale des sana-*

toria de Montagne ». L'idée est excellente, il est
à souhaiter qu'elle réussisse.

Dans cette voie, on pourrait aussi s'inspirer de
ce qui a été fait à Davos pour les enfants débiles
ou tuberculeux et ne pas rester cantonnés dans
l'hospitalisation d'été pour les tout petits, mais
s'occuper aussi des jeunes gens atteints ou menacés de phtisie pulmonaire.

Le Fredericianum de Davos est un sanatorium-
école fondé en 1878 qui reçoit les jeunes garçons
auxquels le climat de Davos est prescrit pour le
rétablissement de leur santé.

Il est destiné aux enfants, à partir de six ans,
qui, par le fait de leur hérédité ou de leur faiblesse
pulmonaire, sont prédisposés à la tuberculose, ainsi
que les convalescents menacés de la phtisie à
la suite d'affections aiguës des voies respiratoires.
On y admet aussi les tuberculeux au début, mais
les phtisiques arrivés à une période aiguë en sont
exclus.

Toutes les précautions sont prises pour éviter la
contagion. Cet établissement pédagogique est entièrement subordonné, au point de vue des études,
à la surveillance incessante du médecin. L'enseignement y est fait uniquement en langue allemande ;
cet exclusivisme écarte un grand nombre d'enfants

qui ne pourraient pas suivre les cours. On parle
de la création prochaine d'une institution analogue
où l'instruction sera faite en plusieurs langues.

Il existe également à Davos un *pensionnat de
santé* pour les jeunes filles. Les classes y sont
faites en allemand et en français. Son succès est
moindre que celui du Fredericianum, attendu que
les parents se séparent plus difficilement de leurs
filles. surtout pour les envoyer au loin quand elles
sont débiles.

L'Œuvre des Enfants Tuberculeux.

A Paris, une institution de bienfaisance s'occupe
uniquement des enfants phtisiques qui ne sauraient
avoir leur place dans les hôpitaux marins : elle a
pour but la création d'hôpitaux, d'asiles. de sanatoria et de dispensaires consacrés au traitement
gratuit des enfants pauvres atteints de tuberculose
pulmonaire. Elle est connue sous le nom d'*Œuvre
des Enfants Tuberculeux*. Cette œuvre, dont la
fondation date de 1888, possède actuellement un
dispensaire à Paris et deux hôpitaux dans les
environs de Paris.

LE DISPENSAIRE

Le dispensaire, situé dans un immeuble où sont installés le siège social et l'administration de l'œuvre, est chargé d'opérer la sélection des malades[1].

Celui-ci est un enfant dont les parents hésitent à se séparer. Son mal est peu caractérisé. Il n'est pas dans la misère absolue. Il peut encore attendre. Il trouve, au dispensaire des médecins, des remèdes et même des secours. C'est le traitement externe auquel il sera toujours temps de substituer l'hospitalisation si les circonstances l'exigent.

Celui-là est arrivé à une période plus avancée de la maladie, sans cependant être absolument incurable. Il est orphelin ou à la charge d'une famille dans l'indigence. Il y a urgence à l'arracher du milieu funeste dans lequel il est plongé. Cet enfant, suivant son âge, est dirigé sur l'hôpital d'Ormesson ou sur celui de Villiers.

En 1894, le dispensaire a assuré ses soins à 1.979 consultants.

L'HÔPITAL D'ORMESSON

L'hôpital d'Ormesson est situé au petit village d'Ormesson, au-dessus de Champigny, au sommet

[1] 35, rue Miromesnil, Paris.

du plateau qui domine la vallée de la Marne, sur
un des points culminants des environs de Paris.

Ouvert le 25 novembre 1888, pour douze malades
dans une maison de plaisance entourée d'un vaste
jardin, il n'a pas tardé à être insuffisant. Deux ans
après sa fondation, il comptait cent lits installés

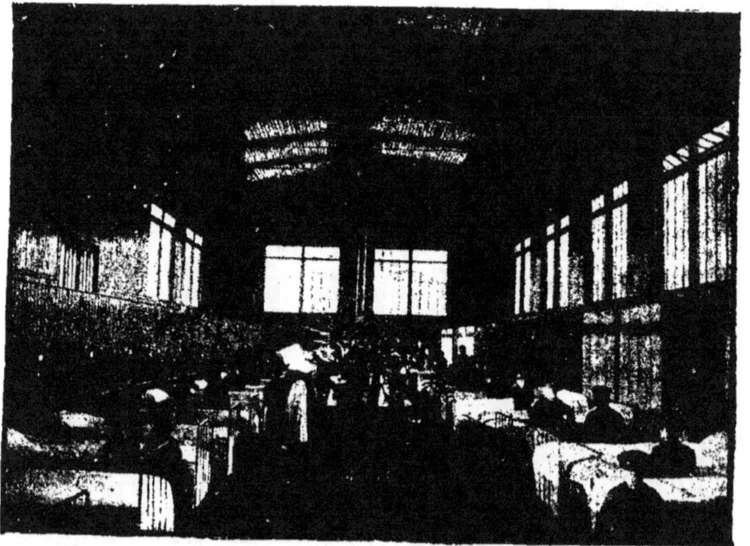

Fig. 15. — Hôpital d'Ormesson. Intérieur du grand pavillon.

dans des pavillons provenant de l'Exposition de
1889, à la fois hygiéniques et économiques.

Grâce au bon marché de la construction et à la
simplicité de la gestion administrative, le prix de
la journée n'excède pas 1 fr. 40, soit 500 francs
par an et par lit.

A Ormesson, tout est gratuit : admission, traitement, nourriture, etc... Les frais d'entretien doivent être couverts par les cotisations volontaires des membres de l'œuvre ; dans aucun cas, ils ne sauraient être mis à la charge des malades.

Aussi les demandes d'admission dépassent-elles de beaucoup le nombre des places. Cet établissement reçoit les plus jeunes malades. Il est le premier hôpital gratuit ouvert en France pour le traitement hygiénique des enfants atteints de tuberculose pulmonaire. Ses constructions provisoires doivent faire place prochainement, à un établissement modèle et définitif bâti sur le même principe que celui de Villiers-sur-Marne qui le complète en hospitalisant les petits phtisiques au-dessus de douze ans.

L'HÔPITAL DE VILLIERS-SUR-MARNE

A l'extrémité du village de Villiers-sur-Marne, sur une seule ligne, face au soleil, le nouvel hôpital, commencé en 1899, s'étale en plein midi au milieu d'un vaste terrain bordé de larges avenues qui l'isolent de tout voisinage. Derrière, à perte de vue, des champs de grande culture, et, à l'horizon, les crêtes boisées dominant la vallée de la Marne.

Bonne altitude, orientation parfaite, air excellent

calme absolu dans ce port où viennent se réfugier
les petits naufragés de la grande ville.

L'hôpital se compose de deux pavillons placés
sur une même ligne et reliés entre eux par un
long portique à arcades surmonté d'une galerie.
La façade d'une architecture agréable, relevée de
couleurs gaies, s'étend en plein midi sur une longueur de 120 mètres.

Le rez-de-chaussée du portique est occupé par le service médical, le premier étage par une vaste galerie
garnie de lits d'un seul côté et d'où la vue découvre
la pleine campagne. En avant de ce bâtiment, sur
toute la longueur, règne haut et bas un large balcon couvert pour la cure d'air au repos, sur lequel
les logements des malades s'ouvrent de plain-pied.

A droite de cette galerie se trouve un pavillon à
deux étages construit d'après les règles de l'hygiène
hospitalière la plus stricte. Chacun de ces étages,
desservi par de larges couloirs, est divisé en petites
salles éclairées par de grandes fenêtres aux vitres
perforées. Le renouvellement incessant de l'air et
l'équilibre de la température y sont assurés d'une
façon parfaite.

La cuisine, les réfectoires, la bibliothèque, la
salle des jeux, la pharmacie et la chapelle occupent
le rez-de-chaussée.

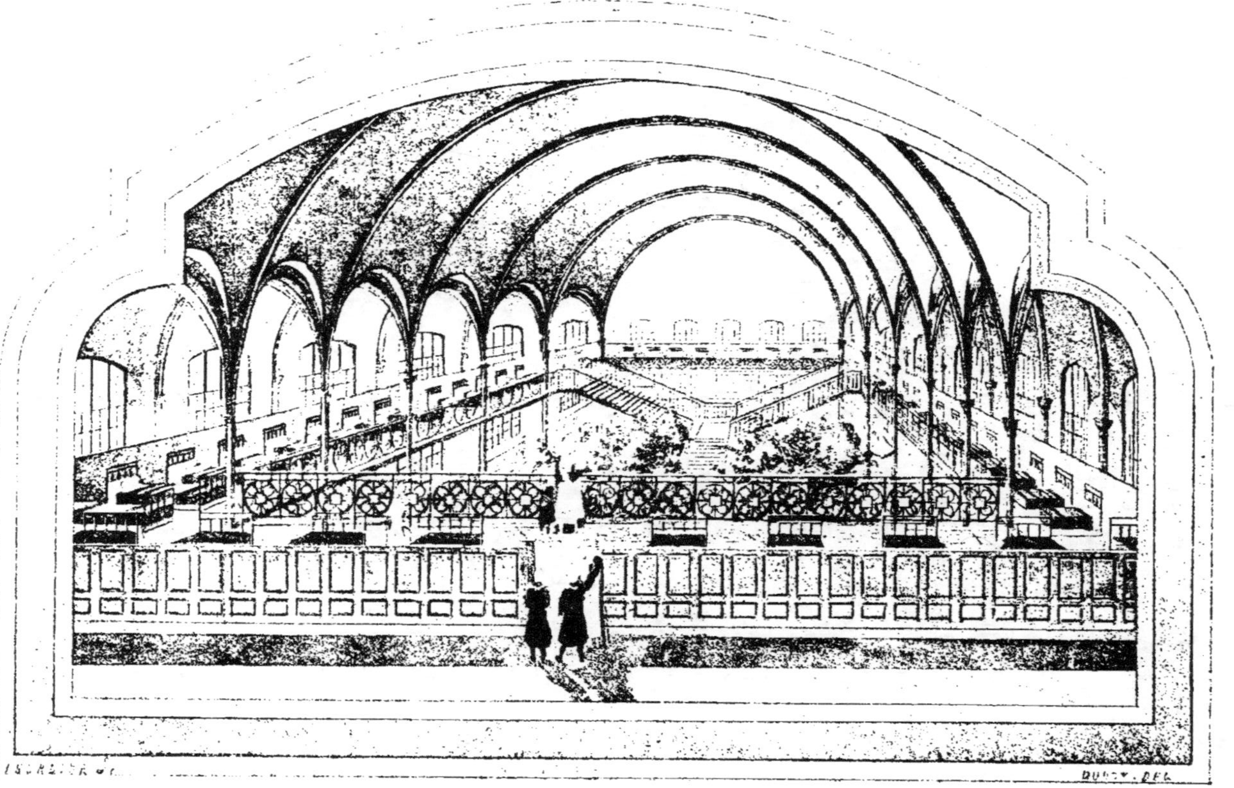

Fig. 16. — Hôpital de Villiers-sur-Marne. Pavillon des Enfants de France.
(Vue intérieure prise de la galerie supérieure.)

Le premier étage est réservé aux dortoirs, lavabos, salle de bains et chambres d'isolement pour les malades dont l'état réclame la solitude et le repos.

Ce pavillon est entièrement éclairé à la lumière électrique, et alimenté en eau de source soigneusement filtrée et stérilisée que des appareils élévateurs distribuent dans toutes les pièces.

Il convient surtout aux petits phtisiques gravement atteints. Leur dispersion dans les salles où les lits sont peu nombreux permet de leur donner des soins plus intimes, avec tout le confort de la famille, qui leur semble d'autant plus doux qu'ils ne l'ont guère connu.

A gauche de la galerie centrale parallèlement à ce pavillon, et sur la même ligne de façade, à l'autre extrémité du jardin, un pavillon d'aspect extérieur semblable lui fait pendant.

Ce pavillon est construit sur un vaste sous-sol où sont installés les appareils de chauffage à vapeur à basse pression et de ventilation.

L'intérieur ne comprend qu'une seule pièce, sorte de grand hall sans cloison, dont le plafond en ogive s'élève à 12 mètres au-dessus du sol. Dans toute la hauteur, de larges baies vitrées y versent à profusion la lumière.

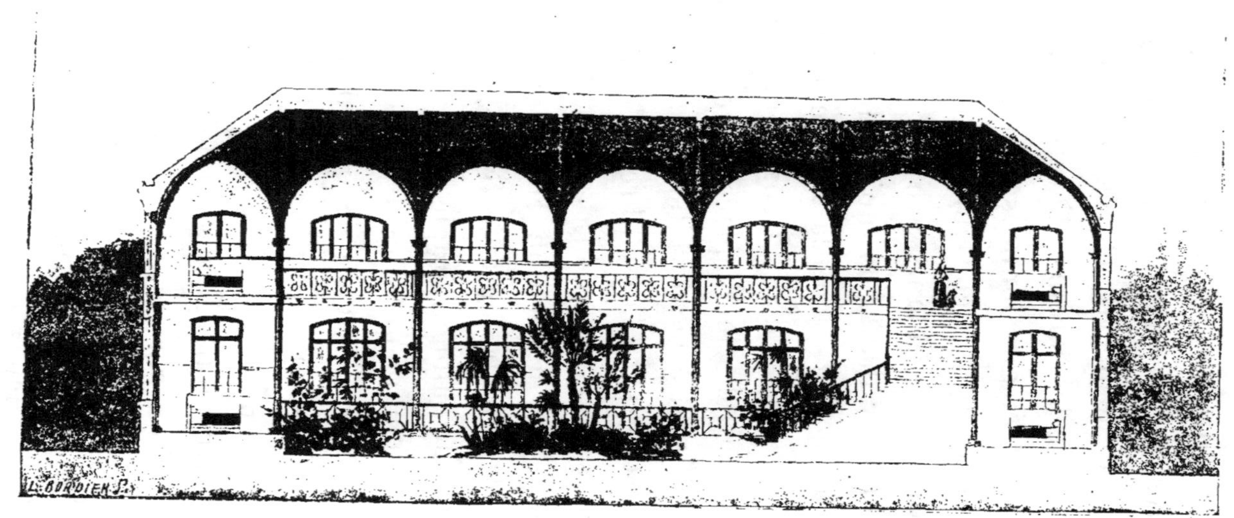

Fig. 17. — Hôpital de Villiers-sur-Marne. Le pavillon des Enfants de France.
(Coupe longitudinale.)

Deux galeries superposées, d'une largeur de 6 mètres, bordées d'une balustrade, font le tour de la pièce. Celle du bas, élevée de quelques marches, s'ouvre sur les jardins ; l'autre, placée au niveau du premier étage, donne sur la galerie et sur le grand escalier intérieur qui relie les deux galeries.

Quatre-vingts enfants peuvent coucher dans ce hall qui, ne cubant pas moins de 10.000 mètres, donne à chacun d'eux la moyenne imposante de 120 mètres cubes d'air. Deux sœurs, une à chaque galerie, qui de leur place découvrent toute la salle, suffisent à la surveillance.

Le vaste espace laissé libre au centre est occupé par une salle de réunion.

Dans une construction en annexe sont installés le service d'hydrothérapie froide et chaude et les appareils de balnéothérapie.

Dans l'embrasure des fenêtres sont disposées côte à côte les bouches de chaleur et ventilation, appelées à jouer un rôle capital dans le traitement.

Par des conduits garnis d'une toile métallique et d'un bouchon poreux sur lequel il se filtre, l'air extérieur pénètre dans la salle, soit directement à la température du dehors, soit après avoir traversé les bouches du calorifère sur lesquelles il s'échauffe. Un jeu de registres règle le débit de l'air chaud et celui de l'air froid, et par conséquent la température du pavillon.

L'air vicié est entraîné dans une tourelle placée sur le toit et dans laquelle un jet de vapeur assure et active son aspiration. Il s'échappe de la salle par les nombreuses bouches pratiquées au sommet du plafond ogival ; il est immédiatement remplacé par une quantité égale d'air pur, prise au dehors.

Ce double mouvement d'appel d'air pur et de rejet d'air vicié offre la plus grande analogie avec la respiration pulmonaire. Les *poumons de l'hôpital* fonctionnent avec une activité telle, que toutes les heures ils renouvellent complètement l'atmosphère de la salle, dans laquelle ils ne déversent pas moins de deux cent mille mètres cubes d'air neuf par jour.

En outre, des fenêtres d'un modèle nouveau permettent une large aération directe.

En voici la description faite par Le Cœur qui les a exécutées :

« Conformément au principe de laisser pénétrer le maximum d'air, de jour et de soleil dans les salles de tuberculeux, les baies ménagées dans les murs des salles de Villiers seront de 4 mètres de hauteur et 2 mètres de largeur, c'est-à-dire de dimensions rarement usitées.

« Il fallait chercher la croisée en bois répondant aux besoins suivants :

« 1° D'une excellente construction comme solidité, ce qui était une difficulté pour de telles dimensions de la baie ;

« 2° D'un usage pratique et d'un fonctionnement facile, puisqu'elle devait être manœuvrée par des femmes ou des enfants ;

« 3° Permettant une très grande variété dans les divers modes d'aération à adopter suivant les cas : d'aération complète, lors du nettoyage à fond en l'absence des enfants ou lorsque la température le permet ; d'aération constante mais restreinte même pendant la nuit ; d'aération variable et plus ou moins grande suivant la température extérieure, l'état des enfants et les circonstances.

« La croisée à impostes ordinaires, ou à bascule, ou à soufflet remplissait mal le but, car les impostes, seuls, sont insuffisants pour aérer, et la croisée placée en dessous ne peut permettre une aération variée suivant les besoins. Les croisées à bascule complète n'étaient pas utilisables pour de telles dimensions ; la manœuvre en eût été difficile et dangereuse. De plus, ce système est d'une grande complication de construction pour arriver à donner moins d'air que par les simples impostes ordinaires.

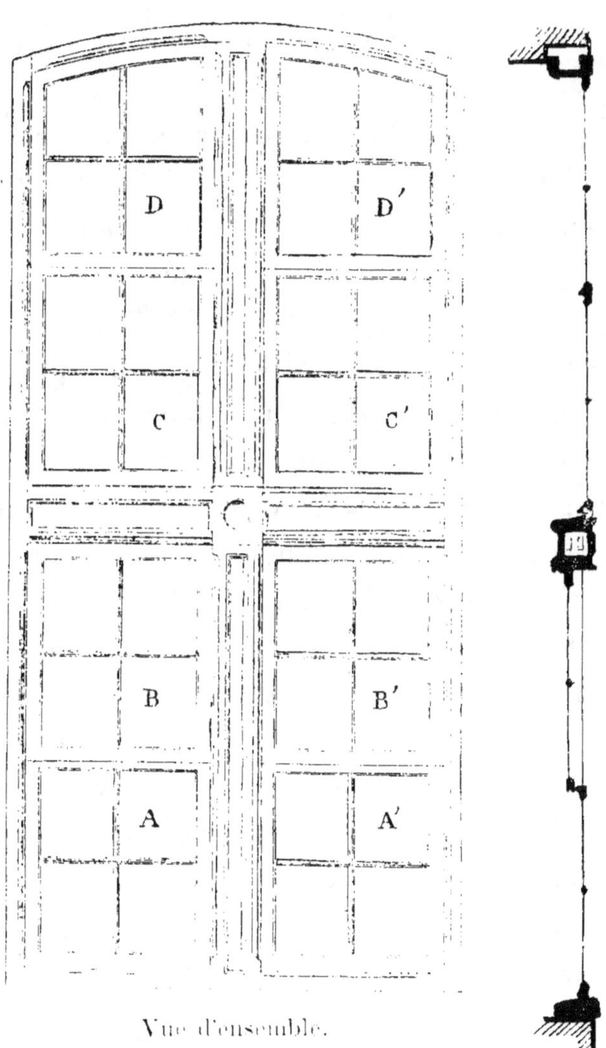

Vue d'ensemble.

Fig. 18. — Coupe longitudinale. H = 4 mètres.

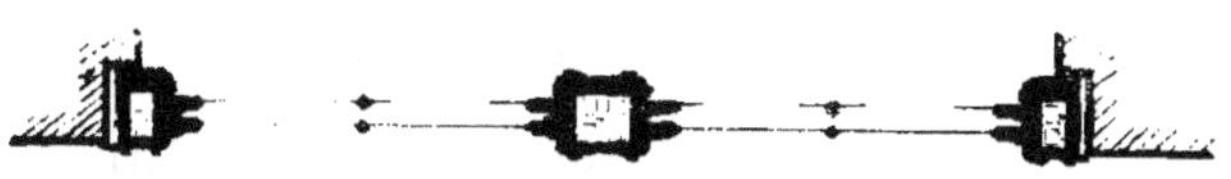

Coupe transversale T = 2 mètres.

Fig. 19. — Fenêtres de l'hôpital de Villiers.

« Voici le type que nous avons cru devoir adopter :

« Sa partie essentielle repose sur le principe de la croisée à guillotine des Anglais, si facile comme fonctionnement par l'équilibre des contrepoids et si pratique par les moyens si variés d'aération qu'elle offre.

« Nous avons en AB et A'B' un jeu de quatre châssis à guillotine, nous permettant toutes les variations d'aération que l'on peut désirer (fig. 19).

« Au-dessus, en C et C', nous avons deux impostes ouvrant par une manette à portée de la main et par un renvoi de mouvement.

« En D et D' deux autres impostes pouvant ouvrir également en grand, et qui, de plus, sont munis de verres perforés pour l'aération constante.

« Nous croyons qu'en dehors de ses avantages pratiques (les seuls que nous ayons cherchés), cette croisée présente un aspect agréable et bien en rapport avec les grandes dimensions des baies.

« Nous aurions donc en cela confirmé une fois de plus la loi générale d'esthétique : qu'un objet étudié en vue uniquement de son usage pratique présente forcément un aspect satisfaisant. »

Ce bâtiment nouveau dans lequel ont été réunis tous les perfectionnements de l'hygiène hospitalière n'est pas moins pratique qu'original. Bâti pour hospitaliser des tuberculeux pulmonaires, il a été agencé spécialement pour l'usage auquel il est destiné.

Les malades, sans quitter leur lit, y sont soumis à une médication qui est le complément du traitement par l'aération intensive.

Matin et soir, l'air de la salle peut être remplacé par une *atmosphère artificielle*.

Dans le sous-sol, à côté du calorifère, un réservoir renferme un liquide à base de créosote, d'eucalyptol et de térébenthine. L'air chaud, avant de s'engager dans la salle, est amené par un conduit dans ce liquide où il se lave de ses impuretés, s'humidifie et se charge de principes médicamenteux et antiseptiques.

D'autre part, tout autour des galeries à la tête des lits, une série de tuyaux terminée par un pavillon évasé rappelant les « manches à air » des paquebots, lancent dans l'air de la salle des flots d'*ozone* provenant de générateurs spéciaux actionnés par la dynamo qui produit l'éclairage électrique.

C'est le traitement en masse de quatre-vingts petits tuberculeux qui, sans s'en douter et tout en dormant, introduisent dans leur économie les agents thérapeutiques qui vont jusqu'au fond des poumons, attaquer la maladie dans ses origines.

De l'air pur à profusion et sans courants d'air, de l'espace, de la lumière, de la chaleur, de la verdure, de la gaîté, tout ce que les phtisiques riches vont chercher bien loin et à grands frais !

Et, de plus, un traitement dont l'enfant n'a même pas conscience et qui peut le guérir sans provoquer sa répugnance ni éveiller son inquiétude sur le mal qui le ronge.

Cette aile nouvelle de l'hôpital de Villiers porte un nom rappelant la souscription populaire faite en faveur des enfants pauvres et malades par les enfants heureux et bien portants, qui à raison d'un franc la brique ont réuni les matériaux nécessaires à son achèvement. Il s'appelle le « Pavillon des Enfants de France ».

Villiers est le trait d'union entre l'Hôpital d'Ormesson et le Dispensaire de Paris. Les services généraux y sont installés, dans des proportions assez vastes pour pouvoir desservir les trois établissements.

Ils comprennent la buanderie mécanique, l'étuve à désinfection à vapeur sous pression, la lingerie, le magasin d'habillement, le magasin aux vivres, les ateliers d'entretien et de réparations.

Le traitement suivi aux hôpitaux d'Ormesson et de Villiers est basé sur l'hygiène, l'aération, la suralimentation et la discipline thérapeutique, d'après

le programme tracé précédemment. La suppression
de la misère y intervient, en outre, comme un
facteur important. Les guérisons obtenues à la première période de la maladie et les améliorations

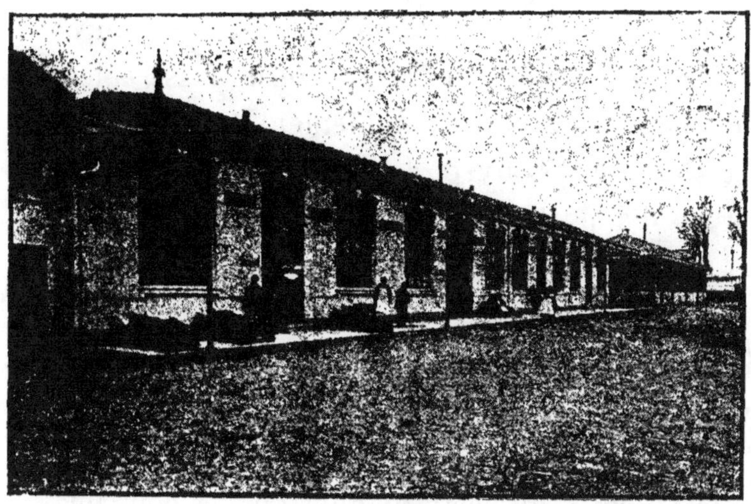

Fig. 20. — Hôpital de Villiers-sur-Marne. Pavillon des services
généraux et de désinfection.

notables et fréquentes constatées à un degré plus
avancé démontrent la nécessité absolue de traiter
les enfants tuberculeux à la phase initiale et de
réserver l'hôpital pour ceux qui ont encore des
chances de guérison : axiome déjà formulé à propos de l'hospitalisation des phtisiques adultes.

L'ÉCOLE DE JARDINAGE ET LA COLONIE SANITAIRE

Que deviendront les malades guéris après leur
sortie de l'hôpital? Jusqu'à présent, les enfants qui

ont été rendus avaient une famille pouvant leur offrir une hygiène acceptable. Ils restent soumis à la surveillance médicale du dispensaire.

Le succès est moins complet avec les petits tuberculeux de familles dénuées de toute ressource, car il est à craindre que la misère ne fasse éclore, à nouveau, les germes péniblement étouffés.

Le but de l'Œuvre des Enfants Tuberculeux n'est pas d'apporter un soulagement momentané et sans profit, mais de mener à bien une expérience scientifique grosse de conséquences sociales.

Depuis quatre ans, un essai est commencé qui semble devoir donner les meilleurs résultats. Quand, sur l'avis des médecins, le malade peut quitter l'hôpital, il passe au quartier des convalescents, où il est maintenu en observation. Et là, il fait l'apprentissage de la vie qui, seule, doit être désormais la sienne : il est initié à la culture et au jardinage dans un grand enclos dépendant de l'hôpital de Villiers.

Il sortira de là, possédant un métier qui l'éloigne de la ville où l'attendaient la misère et la rechute pour le porter vers la compagnie, où, tout en travaillant, il verra sa guérison se confirmer.

Cette école de jardinage doit servir, un jour, à recruter le personnel d'une *colonie sanitaire*, ferme modèle qui est le complément prévu et indispensable de cette œuvre à laquelle elle donnera un caractère d'ensemble très ingénieux.

L'Œuvre des Enfants Tuberculeux, fondée et entretenue par l'initiative privée, est reconnue d'utilité publique. Elle est placée sous la direction scientifique d'un comité médical composé de vingt membres.

Les hôpitaux sont ouverts gratuitement aux garçons tuberculeux de trois à seize ans, sans distinction de culte ni d'origine.

A la suite de conférences, des Comités ont été créés dans plusieurs pays des environs de Paris, en vue de venir en aide aux enfants tuberculeux de la localité. Le plus important est celui de Versailles. Il a pris un développement considérable et entretient huit lits qui ne restent pas vides un seul jour.

Sur son modèle, on se propose de créer dans chacun des vingt arrondissements de Paris des comités locaux servant d'intermédiaires entre l'administration centrale et les tuberculeux du quartier. Des délégués se chargeront du soin de visiter les malades, d'organiser, comme à Versailles, la désinfection méthodique des logements de pauvres où la tuberculose fait graine quand une fois elle y a passé, et, en outre, de répandre les notions élémentaires d'antisepsie propres à enrayer la contagion de la phtisie.

Cette organisation, lorsqu'elle sera complète, permettra d'étendre l'œuvre et avec elle les bienfaits de l'hygiène et de l'assistance.

Venue à l'heure propice, répondant à un besoin social impérieux, l'Œuvre des Enfants Tuberculeux, quoique de création récente, a pris rang à côté des institutions de bienfaisance les plus puissantes de notre époque.

Telles sont les principales ressources dont nous disposons, en France, pour lutter contre la tuberculose. Leur nombre est encore restreint si on les compare à celles de certains pays d'Europe. Il est à souhaiter qu'elles se multiplient rapidement, car elles ne peuvent manquer de restreindre considérablement les ravages de la phtisie, surtout dans les milieux pauvres. Ce n'est pas la première fois que l'hygiène individuelle et l'hygiène sociale combinées auront triomphé d'un mal qui semblait rebelle aux efforts de la médecine. L'exemple de la peste et celui plus récent du choléra sont faits pour encourager les efforts et légitimer les plus belles espérances !

BIBLIOGRAPHIE

ANDVORD. *Traitement climatérique de la phtisie*. Christiania, 1891.

ARMAINGAUD. *Prophylaxie de la Tuberculose* (Congrès de la tub. Paris, 1892). — *Ligue préventive* (Congrès de la tub. Paris, 1893).

BOUSSAINGAULT. *Climat d'altitude*. — *Economie rurale*, t. II.

BROCA ET WINS. *La suralimentation* (Bulletin de thérapeutique, 1883).

BRUNON. *Le régime des sanatoria* (Congrès de la tuberculose. Paris, 1893).

BERNHEIM (S.). *Tuberculose pulmonaire*. Paris, 1893.

BURNEY YEO. *Health resorts*. Londres, 1833.

BLUMENFELD. *Einfluss meteorologischer Vorgänge auf den Verlauf der Lungenschwinds*, 1892.

BREHMER. *Die therapie der chr. Lungenschw*. Wiesbaden, 1887.

BRUNON. *Le sanatorium du Vernet*. Rouen, 1891.

BUSCH. *Gorbersdorfer heilanstalt fur Lungenkranke*. Berlin, 1875.

BENNET. *Phtisie pulmonaire*. Paris, 1874. — *L'hiver et le printemps sur les bords de la Méditerranée*. Paris, 1870, 4e édit.

BELOUET. *Etudes sur quelques hôpitaux allemands*. Paris, 1892.

BERTILLON. *Tableaux mensuels de statistique*. — *Le surpeuplement des habitations à Paris* (Académie de médecine, 23 octobre 1894). — *Dénombrement de 1886 pour la ville de Paris*.

BION. *Appel au peuple suisse en faveur de la création d'hôpitaux phtisiques*. Zurich, 1893.

BRAUMULLER. *Wiener Kranken-Anstalten*. Vienne, 1892, 1re année.

BOLLINGER. *Ueber Entstehung und Heilbarkeit der Tub.* Munch, med. Woch, 1888, n° 29. — *Referat f. d. erweiterten Obermedizinalausschuss*. Munch. Med. Woch, 1890, 145. — *Sitzung des verstärkten. Obermed...* Munch. med. Woch, 1894, 24.

BAVIERE. *General Bericht über die Sanitäts Verwaltung*, 1889, 90, 91. — *Geburten und Sterbefälle in Munchen*.

BRÈME. *Jahresbericht des Bremer heilstatten Vereins fur bedürstige Lungenkr.*, 1889 à 1893.

CHIAÏS. *Choix d'un climat pour un tuberculeux* (Congrès de la tuber. Paris, 1883).

CLARK. *Influence of Climate*.

CHARTROULLE. *Traitement de la phtisie pulmonaire*.

COURTOIS-SUFFIT ET BOULAY. *Traitement de la tuberculose par l'aération continue*. Gaz. des hôpitaux, 1893.

CORNET. *Prophyl. der tuberk*. Berliner Klin. Woch, 1889, n° 12.

CHESNAY. *Hivernage des tuberculeux*, th. Paris, 12 mars 1891.

DAREMBERG. *Traitement de la phtisie pulmonaire*. Paris, 1892. *Le mariage des tuberculeux*. Etudes exp., etc. T. III, fasc. I. Paris, Masson, 1891. — *Les établissements fermés pour le traitement des tuberculeux*.

DAHL. *Sur la mortalité par phtisie en Norwège* (Congrès de la tub. Paris, 1889).

DAMASCHINO. *Leçons sur la tuberculose*. Paris, 1891.

DEBOVE. *La tuberculose parasitaire*. Paris, 1884.

DETTWEILER. *Die Behandlung der Lungenschwindschut*. Paris, 1884. — *72 Fälle von Lungenschw*. Francfort, 1886. —

Die therapie der Phtisis. Wiesbaden, 1887. Dtsch med. Woch, 1892, n° 48.

DETTWEILER ET REBLAUD. *Traitement hygiénique de la phtisie pulmonaire*, préface de Nicaise, Paris, 1888.

DYRENFURTH. *Ueber Heilanstätten fur Schwind*. Berlin, 1890.

DE LA HARPE. *La Suisse climatérique*. Zurich, 1894.

DOBELL. *Bacillary consumption*. Londres, 1889.

DRIVER. *Denkschrift*, 1890.

DETTWEILER. *Taschenfläschen fur hustende*. Therap. Mon., 1889.

EGGER. *Veranderung des Blutes in hochgebirge*, 1892. — *Hochgebirgstationem*. Correspondanz Blatt fur Schweizer aerzte, 1893.

EBERTH. *Die tuberkulose, ihre Verbreitung und Verkütung*. Berlin, Duncker, 1891.

FONSSAGRIVES. *Thérapeutique de la phtisie*, 1866.

FRÉMY. *Les établissements fermés pour le traitement des phtisiques* (Congrès de la tub. Paris, 1889).

FINKLENBURG. *Centralbl. f. allg. Gesundheitspfl*, 9.

GUILLERMET. *Davos et Méditerranée*. Journal de médecine de Paris, 1886.

GOURAUD. *Les climats et la phtisie*. Paris, 1881.

GUÉNEAU DE MUSSY. *Clinique médicale*. Paris, 1874.

GRANCHER ET HUTINEL. *Phtisie*, art. du *Dictionnaire encyclop. des sciences méd*. T. XIV, série II.

GRANCHER. *Maladies de l'appareil respiratoire*. Paris, 1890.

GIORGIERI. *Hospitalisation des tuberculeux*, Congrès de la tub. Paris, 1889.

GOLDSCHMIDT. *Kongr. deutsch. Balneolog*. Berlin, 1886.

HAMEAU. *Le climat d'Arcachon et le sanatorium*.

HÉRARD, CORNIL ET HANOT. *La phtisie pulmonaire*. Paris, Alcan, 1888, 2ᵉ édit.

HUMBLOT. *Climats d'altitude*. Kleinere Schrift, 1853.

HOTTON. *Climats d'altitude*. Twenty months in the Ands. New-York, 1857,

HANOT. *Phtisie*, article du *Nouveau dictionnaire de médecine*. t. 28.

HAYEM. *Traitement de la tuberculose dans les policliniques* (Congrès de la tub. Paris, 1893).

HESS (KARL). *Heilstätte fur unbemittelte Lungenkr.* Falkenstein, 1892.

HAURI. *Landquart à Davos.* Zurich, 1890.

HOLDER. *Das Osterr. Sanitäts Wesen.* 1889-1893.

HELLER. *Verhütung der tuberkulose.* Vtljscht. f. Gesundheitspfl, 1890, I.

HAGLER. *Sanatoria de phtisiques.*

JACCOUD. *Curabilité et traitement de la phtisie.* Paris, 1883.

JACOBI. *Arosa.* (Balneolog. Zeitung, nᵒˢ 25 et 26, 1893).

JACUBASH. *Lungenschwinds. und hohenklima.* Stuttgart, 1887. — *Ueber inhalationen* (Deuts. m. Wosch. 27), 1889. — *Ueber die klimatische Behandlung der tuberk.* (Harzer-kur Blatt 10), 1890. — *Zur statistik.* (Prager med. Woch. 29), 1892.

JULIUSBERGER. *Die Sanatorien.* Berlin, 1890.

JASINSKI. *Gorbersdorf und seine heilanstalten* (Petersb. med. Woch. 1887).

KAATZE. *Bad Rehburg. Eine heilstatte fur Lungenkranke.* Hanover, 1885.

KORANYI. *Eulenburg's Realencyklopädie.* Art. Lungenschw.

KOROSI. *Service de statistique et de demographie de la ville de Budapest.*

LAGRANGE. *Le traitement hygiénique en Allemagne.* Revue des maladies de la nutrition, 1895.

LETULLE. *L'hospitalisation des phtisiques parisiens* (Soc. de méd. publique et d'hygiène professionnelle, 23 novembre 1892. — Revue d'hygiène, 1893, p. 110).

LOMBARD (de Genève). *Le climat de montagne,* 1873. — *Quelques considérations de Climatologie à propos de la Phtisie* (J. de thérap. 1874 juin).

LEROUX (CH.). *Les Sanatoria marins* (Congrès de la tub. Paris, 1893).

LINDSAY. *Climatic treatment of Consumption.* Londres, 1887.

LEYDEN. *Die Versorgung tub. Kr. seiten grosses Stadte* (Congrès de Budapest. 1894. Deutsch. med. Woch., 1890, nᵒ 7).

LÉON-PETIT. *Congrès de la tuberculose* 1889, p. 710. — *Un péril social. — Mariage et tuberculose. — Les traitements de la tuberculose. — Les hôpitaux de phtisiques en Angleterre. — Curabilité de la phtisie. — L'œuvre des enfants tuberculeux* (Congrès de la tub. 1892). — *Comptes rendus de l'hôpital d'Ormesson et de l'hôpital de Villiers, 1889-1893.*

LOHMANN. *Hannover, Schmorl u. v. Seefeld.*

LEHMANN. *Diverses études sur la tuberculose à Copenhague.*

LAGNEAU. *Mortalité tuberculeuse selon les professions et l'habitat.* (Acad. de méd. de Paris, 20 février 1894).

MARCET. *Climat et phtisie.*

MASCAREL. *L'air confiné.* Cong. de Bordeaux 65.

MOELLER. *Les Sanatoria pour le traitement de la phtisie.* Bruxelles, 1894. — *Davos.* Bruxelles, 1894. — *Sanatoria pour les phtisiques pauvres.* (Mouvement hygiénique, avril 1893.)

MANASSE. *Die heilung der Lungentuberkulose.* Berlin, 1891.

MEISSEN. *Ueber eine neue heilanstalt fur Lungenkr* (Centralblatt f. allg. Gesund, 1889). — *Zur Kentniss der menschlichen. Pht.* — Berlin.

MARFAN. *Une visite au sanatorium du Canigou.* (Gaz. hôp. 1891.)

MAYER. *Die tuberkulose, Behandlung in sanatorien.* Wien, 1893.

MOELLER. *Climatothérapie*, 1888. — *Du traitement de la phtisie.* Bruxelles, 1888. *Traité pratique des eaux minérales et éléments de climatothérapie.* Bruxelles, 1892. *Le Sanatorium de Falkenstein pour les phtisiques pauvres*, 1893.

MORITZ. *Sanatoria fur Lungenkranke.* Brunswick, 1892.

MIESCHER. *Ueber die Beziehungen Zwischen*, etc... Bâle, 1893.

NEWTON. *Climats d'altitude.* Medical topography of Mexico. New-York, 1848.

NICAISE. *De l'établissement d'un sanatorium pour les phtisiques.*

PETER. *Clinique médicale*, t. II. Paris, 1882.

POLLOCK. *Elements of Prognosis in Comsumption.*

PENNEL. *De l'alimentation chez les phtisiques*. (Bull. de Thérap., 1882).

PETIT (L. H.). *L'inhumation des Tuberculeux. — Le traitement libre. — L'hospitalisation. — La déclaration obligatoire.* — (Congrès de la tub. Paris, 1893.)

PALLESKE. *Gorbersdorf in Schlesien : ein heilanst. fur Lungenkranke*. Berlin, 1892.

PIETRA-SANTA. *Phtisie pulmonaire*. Paris, 1875.

PENZOLDT. *Handbuch der spec. Therapie*. Dritterband. Iéna, 1894.

POWELL. *Diseases of the Lungs*. Londres, 1886.

PETERS. *Davos*, 1893. — *Klim. Behandlung der Lungenschw* (Deutsch. med. Zeit., 1890, n° 47). — *Indication and Conter-ind. of Davos*. (Edinburg med. Journal. Juin 1881).

PERTHES. *Fredericianum zu Davos*, 1894.

PERLEN. *Lungenschwindschut und Beruf*. Munich, 1887.

RICHARDIÈRE. *Davos*. Semaine médicale, 1886.

ROMPLER. *Kontagiosität der tuberkulose*, etc... (Deutsch. med. Zeitung, 1890). — *Ueber den Heutigen stand der Phtiseo-prophylaxis* (D. med. Zeit., 1891). — *Beiträge zur Lehre von der chron. Lungensch.* — Berlin, 1892.

REIBMAYR. *Die Ehe tuberkuloser und ihre Folgen*. Leipzig, 1891.

RUHLE. *Die Lungenschw.* Vol. 3 Ziemssen's Handbuch spec. Therap., 1887.

DE RENZI. *Pathog. und Behandlung der Lungensch.* Vienne, 1894.

VON RUCK. Medical record, 1893. 25 févr.

REUNER. *Klim. Summer Kurorte*.

SCHNEPP. *Altitudes*. Arch. g. de méd. Juin 1865.

SMITH. *Altitudes*. Voyage au Chili et au Pérou.

SOLLES. *Hospitalisation des tuberculeux*. (Congrès de la tub., 1889.)

SABOURIN. *L'acclimatement au froid*. (Congrès de la tub., 1893.)

SÉE (Germain). *Phtisie bacillaire*. Paris, 1884.

SCHREIBER. *Die Behandlung der Lungenschw.* (Wiener med. Presp., 1869). — *Einfluss des Hohenklimas auf verschie-*

dene Erkrankungen, 1871. — *Uber das Wesen Klimat. Kuren bei Lungenkr.* Vienne, 1876.

VON SZONTAGH. *Lungenkr. in der Subalpinen Region in Neu-Schmecks,* 1884. — *Die Klimatischen Verhalt. von Bad Neu-Schmecks,* 1894.

SPENGLER (A.). *Indicationen fur und gegen Davos,* 1881.

SPENGLER (L.). *Traitement de la tuberculose dans la haute montagne.* Bruxelles, 1893.

SCHWAB . *Grundsteinlegung der Bernischer Heilstätte,* 14 août 1894. — *Heilstätte fur Tuberk. zu Heiligens-chwendi,* 22 mai 1894. *Statuten fur den Verein der Ber-nischer Heilstätte,* 1894. — *Bericht der Vorberathenden Komission,* 15 nov. 1893.

SECRETAN. *Leysin, son climat.* Genève, 1891.

SCHMID. *Bulletin sanitaire de la Suisse.*

VON SCHRÖTTER. *Ueber die Lungentuberkulose.* Vienne, 1891. Voir Allgem. Wiener med. Zeit. 37, 1892. — *Errichtung eigener Heilst...* Vienne, 1892.

SCHMID (A.). Munch. med. Woch. 11, 12, 1893.

SCHUBERT. *Weiterverbreitung der Tuberkulose* (med. Revue f. Balneol. Vol. I, n° 8).

STICKER. *Behandlung der Lungenschw.* Wurzburg, 1893.

SZÉKELY. *Behandl. der Tuberk.* Berlin, 1894.

SONDEREGGER. *Heilstatten fur Brustkranke in der Schweiz.* St-Gall., 1894.

TSCHUDI. *Altitudes.* (Oest. med. W. 1846.)

TYNDALE. *Altitudes.* (Arch. med. New-York, 1883.)

TISON. *Troglodytisme et Tuberc.* (Congrès de la tub., 1889.)

TURBAN. *Instructions pour stations curatives.* Berne, 1892. *Das Koch'sche,* etc... Wiesbaden, 1891.

TUCKER WISE. *Alpine winter.* Londres, 1885.

TOLLET. *Les hôpitaux modernes.* Paris, 1894.

TRUDEAU. *Le Sanatorium d'Adirondack.* New-York, 1894.

VACHER. *Davos.* Gazette med., 1875.

VERNEUIL. *Le changement de milieu.* (Congrès tub., 1893.)

VOLLAND. *Davos-guide.* — *Ueber Verdunstung und Insola-tion.* Bal. 79. — *Prophylaxis der Tuberk.* Aert. Prakt. 1890. 21-22. — *Behandlung in Hochgebirge.* Leipzig. 1889.

WEBER. *Davos. — Arosa.*

WEBER (H.). Munch. med. Woch. 1890, 34. — Climatothé-rapie, trad. fr. de Doyon et Spillmann. Paris, Félix Alcan.

WILLIAMS. *Climats chauds.* Paris, 1875. — *Altitude.* Lancet, 1879. — *Clin. Society Transact.* Vol. XVI, 1882. — *Pulmonary Consumption.* Londres, 1887.

WARLOMONT. *Où faut-il passer ses hivers.* Bruxelles, 1884.

WEAVER. *Pulmonary Consumption.* Londres, 1887.

WALSHE. *Diseases of the Lungs.* Londres, 1860.

WATERS. *Note from Davos. Dörfli.* Manchester, 1883. — *Winter im Hochgebirge.* Bâle, 1871.

WOLFF. *Ueber Blutuntersuchung in Reiboldsgrun.* (Munch. med. W. 41-42) 1893. — *Heilstätten fur unbemittelte Brustkr.* (d°, 1892). — *Kenntnis der Tuberk.* Wiesbaden, 1891.

WURZBURG. *Einfluss des Alters,* etc... Berlin, 1884.

WOLFF. *Ueber Phtisistherap.* Wiesbaden, 1894. — *Sachsischen Volksheilst. fur Lungenk.* Auerbach, 1892.

WOLFF ET SAUGMANN. *Lungentuberkulose.* Wiesbaden, 1861.

WASSERFUHR. *Heilstätten,* etc...

ZWICKH. *Mortalitat der tub.* (Munch. med. W., 1891).

ZIEMSSEN. *Klinische Vortrage.* Leipzig, 1888.

TABLE

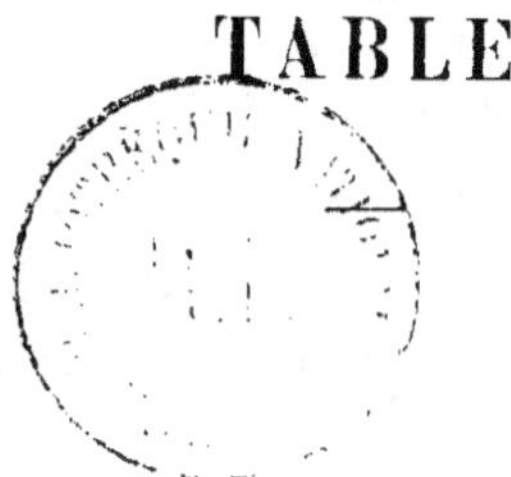

I. — ESQUISSE SOCIALE DE LA TUBERCULOSE

II. — TRAITEMENT HYGIÉNIQUE DE LA PHTISIE DANS LES ÉTABLISSEMENTS FERMÉS

III. — SANATORIA POUR LES PHTISIQUES PAYANTS

IV. — HOPITAUX POUR LES PHTISIQUES PAUVRES

V. — LE PHTISIQUE EN FRANCE

VI. — LES ENFANTS TUBERCULEUX

VII. — BIBLIOGRAPHIE